Moritz Haut

Raucherentwöhnung in der Zahnarztpraxis

Moritz Haut

Raucherentwöhnung in der Zahnarztpraxis

Implementierung proaktiver Interventionen zur Förderung der Tabakabstinenz in der zahnmedizinischen Praxis

Südwestdeutscher Verlag für Hochschulschriften

Impressum/Imprint (nur für Deutschland/only for Germany)
Bibliografische Information der Deutschen Nationalbibliothek: Die Deutsche Nationalbibliothek verzeichnet diese Publikation in der Deutschen Nationalbibliografie; detaillierte bibliografische Daten sind im Internet über http://dnb.d-nb.de abrufbar.
Alle in diesem Buch genannten Marken und Produktnamen unterliegen warenzeichen-, marken- oder patentrechtlichem Schutz bzw. sind Warenzeichen oder eingetragene Warenzeichen der jeweiligen Inhaber. Die Wiedergabe von Marken, Produktnamen, Gebrauchsnamen, Handelsnamen, Warenbezeichnungen u.s.w. in diesem Werk berechtigt auch ohne besondere Kennzeichnung nicht zu der Annahme, dass solche Namen im Sinne der Warenzeichen- und Markenschutzgesetzgebung als frei zu betrachten wären und daher von jedermann benutzt werden dürften.

Coverbild: www.ingimage.com

Verlag: Südwestdeutscher Verlag für Hochschulschriften GmbH & Co. KG
Heinrich-Böcking-Str. 6-8, 66121 Saarbrücken, Deutschland
Telefon +49 681 37 20 271-1, Telefax +49 681 37 20 271-0
Email: info@svh-verlag.de

Zugl.: Greifswald, Univ., Diss., 2011

Herstellung in Deutschland:
Schaltungsdienst Lange o.H.G., Berlin
Books on Demand GmbH, Norderstedt
Reha GmbH, Saarbrücken
Amazon Distribution GmbH, Leipzig
ISBN: 978-3-8381-1030-1

Imprint (only for USA, GB)
Bibliographic information published by the Deutsche Nationalbibliothek: The Deutsche Nationalbibliothek lists this publication in the Deutsche Nationalbibliografie; detailed bibliographic data are available in the Internet at http://dnb.d-nb.de.
Any brand names and product names mentioned in this book are subject to trademark, brand or patent protection and are trademarks or registered trademarks of their respective holders. The use of brand names, product names, common names, trade names, product descriptions etc. even without a particular marking in this works is in no way to be construed to mean that such names may be regarded as unrestricted in respect of trademark and brand protection legislation and could thus be used by anyone.

Cover image: www.ingimage.com

Publisher: Südwestdeutscher Verlag für Hochschulschriften GmbH & Co. KG
Heinrich-Böcking-Str. 6-8, 66121 Saarbrücken, Germany
Phone +49 681 37 20 271-1, Fax +49 681 37 20 271-0
Email: info@svh-verlag.de

Printed in the U.S.A.
Printed in the U.K. by (see last page)
ISBN: 978-3-8381-1030-1

Copyright © 2011 by the author and Südwestdeutscher Verlag für Hochschulschriften GmbH & Co. KG and licensors
All rights reserved. Saarbrücken 2011

Meinen Eltern

ZUSAMMENFASSUNG

HINTERGRUND: Der Konsum von Tabak ist weltweit die größte, vermeidbare Todesursache. Aktuell rauchen 1,3 Milliarden Menschen auf der Welt. Ohne aktive Prävention wird die Anzahl der Raucher auf 1,9 Milliarden Menschen ansteigen. Schätzungen zufolge werden im Jahr 2030 ungefähr 8,3 Millionen Menschen an Folgen des Tabakkonsums sterben. Aktuelle Interventionsmaßnahmen unterstützen überwiegend Raucher, welche aus eigenem Antrieb mit dem Rauchen aufhören wollen. Somit wird nur ein geringer Teil der Raucher erreicht. Vor diesem Hintergrund werden derzeit proaktive Konzepte auf der Basis des transtheoretischen Modells diskutiert, welche in primär-medizinischen Einrichtungen ihre Anwendung finden sollen. In der vorliegenden Arbeit werden die Möglichkeiten der Implementierung eines computergestützten Interventionsmodells zur Raucherberatung in zahnärztlichen Praxen untersucht, für welches bisher aussichtsreiche Erfahrungen im Setting der hausärztlichen Versorgung gemacht wurden.

ZIEL: Es wird geprüft, in welchem Umfang rauchende Zahnarzt- im Vergleich zu Hausarztpatienten durch proaktive, computergestützte Kurzinterventionen erreichbar sind. Weiterhin werden mögliche Unterschiede in der Charakteristik der erreichbaren Interventionsteilnehmer beider Settings exploriert. Abschließend folgt die Beschreibung der gegenwärtigen Praxis und Barrieren der Beratung von Rauchern aus der Sicht von Zahnärzten.

METHODE: Für die vorliegende Arbeit wurde auf bereits vorhandene Daten einer Erhebung in der hausärztlichen Versorgung zurückgegriffen und eine ergänzende Erhebung in zahnärztlichen Praxen mit angeglichener Methodik durchgeführt. Dazu wurde eine Zufallsauswahl von jeweils 10 zahnärztlichen und 10 hausärztlichen Praxen in Greifswald einbezogen (Teilnahmeraten 77 % bzw. 87 %). In beiden Settings wurde jeder konsekutive Patient über einen Zeitraum von 2 (Zahnarztpraxen) bzw. 3 Wochen (Hausarztpraxen) registriert und zum Rauchstatus und Alter befragt. Tabak rauchenden Patienten im Alter von 18 bis 70 Jahren wurde die Teilnahme an einer Raucherberatung angeboten. Unter den teilnehmenden Patienten wurden über einen standardisierten Fragebogen soziodemografische Merkmale, Variablen des Rauchverhaltens und weitere psychologische Faktoren, die mit der Veränderung des Rauchverhaltens im Zusammenhang stehen, erfasst. Weiterhin wurden alle niedergelassenen Zahnärzte Greifswalds befragt.

ERGEBNISSE: In den hausärztlichen Praxen wurden, verglichen mit den zahnärztlichen, signifikant mehr Konsultationen und Patienten pro Erhebungswoche registriert. Insgesamt konnten von 98,2 % (2799/2850) der hausärztlichen und von 95,2 % (1387/1457) der zahnärztlichen Patienten Informationen zum Rauchstatus und Alter erhoben werden. Für den erfassten Altersbereich ergeben sich unter den Probanden der Hausarztpraxis mit einer Prävalenz des derzeitigen Tabakrauchens von 33,2 % und unter den zahnärztlichen Probanden mit einer Prävalenz von 27,9 % keine statistisch signifikanten Unterschiede. Bei statistischer Kontrolle von Alter und Geschlecht zeigen sich jedoch insgesamt und für die jüngeren Patienten signifikant höhere Raucherraten unter den hausärztlichen Patienten. Bezüglich der Teilnahmerate unter den eingeschlossenen Probanden zeigte sich mit jeweils 78 % kein signifikanter Unterschied zwischen den beiden Stichproben. Der multivariate Vergleich der Charakteristik der Interventionsteilnehmer zeigte signifikante Unterschiede zwischen den Settings in Bezug auf die Variablen Alter, Schulbildung sowie Schwere der Nikotinabhängigkeit und eine daraus resultierende günstigere Prognose für die Erreichung der Tabakabstinenz bei den zahnärztlichen Patienten. Insgesamt finden sich nur geringe Unterschiede in Bezug auf tabakabstinenzbezogene motivationale Faktoren. In beiden Settings befanden sich mehr als zwei Drittel der Interventionsteilnehmer in Bezug auf eine Beendigung des Tabakrauchens im Stadium der Absichtslosigkeit. Als einziger statistisch signifikanter Unterschied, der möglicherweise auf einen günstigeren motivationalen Einfluss des hausärztlichen Settings hindeutet, zeigte sich eine höhere Gewichtung der Nachteile des Nichtrauchens bei zahnärztlichen Patienten. Die Befragung der Zahnärzte ergab eine noch unzureichende systematische Integration von Raucherinterventionen in der Routineversorgung.

SCHLUSSFOLGERUNG: Die Ergebnisse legen nahe, dass die positiven Befunde zur Bevölkerungswirksamkeit von computergestützten Raucherinterventionen aus der hausärztlichen Versorgung auf die zahnärztliche Versorgung übertragbar sind. Für die praktische Umsetzung von Konzepten der Prävention tabakassoziierter Erkrankungen in der zahnärztlichen Versorgung zeigt sich jedoch ein enormer Bedarf an Aufklärung in der zahnärztlichen Aus- und Fortbildung sowie an praxisgerechten Implementationsmodellen.

SUMMARY

BACKGROUND: The consumption of tobacco is the largest preventable cause of death worldwide. Currently 1.3 billion people smoke in the world. Without active prevention the number of smokers will rise to 1.9 billion people. It is estimated that approximately 8.3 million people will die in 2030 from consequences of tobacco use. Current intervention measures mainly support smokers who want to stop smoking on their own initiative. Thus, only a small percentage of smokers is reached. Against this background current proactive intervention concepts based on the Transtheoretical Model of behavior change are discussed to improve participation of primary medical institutions in tobacco control. This thesis evaluates a possible implementation of a computer assisted smoking intervention in dental practices that has been positively evaluated in general practices.

AIM: To what extent general as dental practitioner smoking patients are reached with proactive, computer-based brief intervention to promote tobacco abstinence. In particular the availability of smokers in primary medical facilities, the participation rate of these smokers as well as differences in smoking behavior between the institutions shall be investigated. Finally, the current practices and possible barriers of smoking interventions should be described from the perspective of dental care practitioners.

METHOD: The present study was based on available data from general practices and data which were additionally collected with matched methods in dental practices. Therefore, a random sample of 10 general practices and 10 dental practices was drawn from all practices registered in the city of Greifswald (participation rate 77 % and 87 %, respectively). In both settings each consecutive patient was registered and screened for eligibility according to age and smoking status for a period of 3 (general practices) and 2 weeks (dental practices), respectively. Patients aged 18 to 70 years and reporting tobacco smoking were offered to participate in a smoking intervention. Socio-demographic variables, smoking behavior and psychological measures which were related to the process of smoking cessation were assessed with a standardized questionnaire. Furthermore, questionnaire data were collected from all dentists residing in the city of Greifswald.

RESULTS: Compared to the dental practices, significantly more consultations and patients were registered per week in general practices. In total information regarding smoking status and age could be obtained from 98.2 % (2799/2850) of the general practice patients and 95.2 % (1387/1457) of the dental practice patients. For the covered age range among participants of general practices with a prevalence of current tobacco smoking of 33.2 % and among dental participants with a prevalence of 27.9 %, there are no statistically significant differences. However, analysis controlling for age and sex revealed statistically significant higher smoking rates among general practice patients for the complete age-range and more prominent for younger patients. Among the enrolled subjects the participation rate was 78 % in each study with no statistically significant differences. Multivariate comparison of patients consisting to participate in the intervention revealed significant differences between the setting with respect to age, schooling and the degree of nicotine dependence, which uniformly predicts more favorable prospects for future smoking cessation among dental practice patients. Only minor differences could be found for motivation factors related to smoking cessation. In both settings more than two-third of participants were allocated to the pre-contemplation stage regarding smoking cessation. The only statistically significant difference, which might indicate an additional situational motivational benefit of the general practice setting, was found with respect to higher ratings of negative aspects of non-smoking among dental practice patients. The survey of the dentists revealed an insufficient systematic integration of smoking interventions in current routine care.

CONCLUSION: The results indicate that the positive findings from the general practices regarding the population impact that could be achieved by computer based smoking interventions may be generalizable to the setting of dental practices. However, several barriers have to be overcome to implement measures to prevent tobacco attributable disease in dental practices. Therefore, feasible implementation models including the integration of tobacco control measure for dentist in the professional training have to be developed.

INHALTSVERZEICHNIS

ZUSAMMENFASSUNG III

SUMMARY VI

INHALTSVERZEICHNIS IX

1   EINLEITUNG 1

2   THEORETISCHER HINTERGRUND 5

2.1   Das Konzept der Bevölkerungswirksamkeit 5
2.2   Raucherinterventionen in der medizinischen Versorgung 7
2.3   Korrelation Tabakkonsum und Mundgesundheit 9
2.4   Raucherinterventionen in Zahnarztpraxen 11
2.5   Das transtheoretische Modell (TTM) 13
2.5.1   Stadien der Verhaltensänderung 15
2.5.2   Prozesse der Verhaltensänderung 16
2.5.3   Entscheidungsbalance und Selbstwirksamkeitserwartung 17
2.6   Computer-Expertensystem 18

3   FRAGESTELLUNG 21

3.1   Prävalenz des Rauchens 21
3.2   Teilnahmebereitschaft rauchender Patienten 21
3.3   Charakterisierung der erreichten Raucher 22
3.4   Einsatz der Raucherberatung durch Zahnärzte 22

4   METHODE 23

4.1   Studie 1: Raucherintervention in der hausärztlichen Praxis 24
4.1.1   Stichprobe 25
4.1.1.1   Hausarztpraxenstichprobe 26
4.1.1.2   Patientenstichprobe 27
4.1.2   Erhebungsinstrumente 28
4.1.3   Interventionen 28
4.1.3.1   Individualisierte Rückmeldebriefe 29
4.1.3.2   Ärztliche Kurzberatung 29
4.1.4   Rekrutierung der Arztpraxen 29
4.1.5   Rekrutierung der Patienten 30
4.1.6   Randomisierung 31

4.1.7	Nachbefragungen der Patienten	32
4.2	**Studie 2: Raucherintervention in der zahnärztlichen Praxis**	**33**
4.2.1	Stichprobe	33
4.2.1.1	Zahnarztpraxenstichprobe	33
4.2.1.2	Patientenstichprobe	34
4.2.2	Erhebungsinstrumente	34
4.2.3	Interventionen	39
4.2.3.1	Individualisierte Rückmeldebriefe	39
4.2.4	Rekrutierung der Zahnarztpraxen	39
4.2.5	Rekrutierung der Patienten	40
4.2.6	Befragung der Patienten	40
4.2.7	Befragung der Zahnärzt(e)innen	41
4.2.8	Befragung der Praxismitarbeiter/-innen	41
4.3	**Methodik der Datenauswertung**	**42**
4.3.1	Datenerfassung	42
4.3.2	Datenauswertung	43
5	**ERGEBNISSE**	**45**
5.1	**Patientenstichproben**	**45**
5.2	**Erreichungsrate für das Screening und soziodemografische Merkmale der Screeningstichproben**	**46**
5.3	**Prävalenz des Tabakrauchens**	**48**
5.4	**Bereitschaft der Raucher zur Interventionsteilnahme**	**50**
5.5	**Vergleichende Analysen zum Rauchverhalten**	**52**
5.5.1	Univariate logistische Regression	52
5.5.2	Multivariate logistische Regression	56
5.6	**Ergebnisse der Zahnarztbefragungen**	**57**
6	**DISKUSSION**	**60**
6.1	**Beschränkungen der eigenen Methodik**	**60**
6.2	**Diskussion der Ergebnisse**	**63**
6.2.1	Erreichbarkeit von Rauchern	63
6.2.2	Teilnahmebereitschaft rauchender Patienten	65
6.2.3	Charakteristik der Interventionsteilnehmer	66
7	**FAZIT UND AUSBLICK**	**68**
8	**LITERATURVERZEICHNIS**	**71**

9	ANHANG	83
9.1	Tabellen- und Abbildungsverzeichnis	83
9.2	Probandeninformation Zahnarztstudie	85
9.3	Probandenbefragung Zahnarztstudie	86
9.4	Beispiel Expertensystem-Brief (Absichtslosigkeit)	98
9.5	Beispiel Expertensystem-Brief (Absichtsbildung)	101
9.6	Zahnärztebefragung Zahnarztstudie	105
10	DANKSAGUNG	109

XII

1 EINLEITUNG

Der Konsum von Tabak ist weltweit die größte, vermeidbare Todesursache (World Health Organization, 2008). Aktuell rauchen 1,3 Milliarden Menschen auf der Welt (Raw et al., 2009). Ohne aktive Prävention wird die Anzahl der Raucher auf 1,9 Milliarden Menschen ansteigen (Guindon und Boisclair, 2003). Im 20. Jahrhundert sind laut WHO 100 Millionen Menschen an tabakbedingten Erkrankungen gestorben. Nach aktuellen Schätzungen ist derzeit jährlich von 5,4 Millionen Todesfällen auszugehen, welche durch den Konsum von Tabak verursacht werden (World Health Organization, 2008). Weiteren Schätzungen zufolge werden im Jahr 2015 ca. 6,4 Millionen und im Jahr 2030 ungefähr 8,3 Millionen Menschen an Folgen des Tabakkonsums sterben (Mathers und Loncar, 2006).

In Deutschland rauchen nach aktuellsten Erhebungen aus dem Jahr 2009 etwa 29,9 % der Erwachsenen; dies entspricht ungefähr 16,6 Millionen Menschen. Bezogen auf die über 15-jährigen Deutschen ergaben sich in der aktuellsten Erhebung des Mikrozensus für 2005 eine Raucherrate von 32,2 % für Männer und 22,5 % für Frauen (Statistisches Bundesamt, 2006; Deutsche Hauptstelle für Suchtfragen [DHS] e. V., 2010). 140 000 Menschen sterben jährlich an den Folgen des Rauchens (Bundesministerium für Gesundheit, 2009; John und Hanke, 2001). Weitere 3300 Todesfälle werden jährlich auf die Auswirkungen des Passivrauchens zurückgeführt. Über die Hälfte aller regelmäßigen Raucher stirbt frühzeitig. Abhängig vom Konsum erreichen nur 8-15 % das 85. Lebensjahr im Vergleich zu 33 % der Nichtraucher (Schulze und Lampert, 2006).

Der Konsum von Tabak verursacht viele potenziell tödliche Krankheiten, wie Lungenkrebs, Herz-Kreislauf-Erkrankungen, Diabetes mellitus, chronisch-obstruktive Lungenerkrankungen, Mundkrebs (Wipfli und Samet, 2009), und Zahnfleischerkrankungen (Kocher et al., 2005).

Die Folgen von Tabakkonsum produzieren enorme Gesundheitskosten (Wipfli und Samet, 2009). Weltweit werden diese Kosten auf über 100 Milliarden US $ geschätzt. In den USA beläuft sich der Aufwand auf 81 Milliarden US $; in Deutschland schätzungsweise auf beinahe 7 Milliarden US $ jährlich (World Health Organization, 2008). Diese epidemiologischen Fakten verdeutlichen die enorme Tragweite des Tabakkonsums und dessen Auswirkungen. Die gesundheitlichen Schäden sind schwerwiegend, jedoch vermeidbar. So werden seit vielen Jahren Maßnahmen entwickelt, welche den Erwerb und den Konsum von Tabakwaren sowie die Tabakrauchexposition in der Bevölkerung verringern sollen. Um heute und in Zukunft die Menschheit vor den schwerwiegenden Folgen zu schützen, hat die Weltgesundheitsorganisation ein Rahmenübereinkommen, die WHO-Framework-Convention on Tobacco-Control, zur Tabakkontrolle verabschiedet. Die 6 wichtigsten Strategien des Übereinkommens beinhalten:

- Erhöhung der Steuern und Preise von Tabakwaren,
- Verbot von Werbung, Förderung und Sponsoring von Tabakprodukten,
- Schutz der Bevölkerung vor Passivrauchen,
- Warnung der Menschen vor den Gefahren des Rauchens,
- Unterstützung von Rauchern, welche mit dem Rauchen aufhören wollen,
- Monitoring von Tabakgebrauch und Präventionspolitik

(World Health Organization, 2008).

Diese Maßnahmen zielen wesentlich auf die Verhinderung des Rauchbeginns bei Kindern und Jugendlichen, auf die Unterstützung von Rauchern beim Aufgeben des Konsums und die Vermeidung von Tabakrauchexposition der Bevölkerung ab.

In den Industrienationen erzielten diese Schritte bereits deutlich niedrige Raucherprävalenzraten. Konsumierten beispielsweise 1960 50 % der erwachsenen Männer in den USA Zigaretten, so rauchten 2008 nur noch knapp 20 % (Wipfli und Samet, 2009). In Deutschland sank die Raucherrate unter den 25- bis 69-jährigen Männern von 41,8 % 1985 auf 35,5 % 2006 (Deutsches Krebsforschungszentrum [DKFZ], 2009b).

Aufgrund der ausgedehnten Latenzzeit vom Beginn des regelmäßigen Konsums von Tabakprodukten bis zu gesundheitlichen Schäden ist anzunehmen, dass die Prävention des Konsumbeginns bei Jugendlichen erst nach mehreren Jahrzehnten (zweite Hälfte des 21. Jahrhunderts) erste Erfolge bezüglich der Erkrankungs- und Sterblichkeitsrate zeigen wird. Bei Maßnahmen, welche derzeitig rauchende Erwachsene zum Aufhören bewegen, sind positive Auswirkungen bereits mittelfristig zu erwarten (The World Bank, 1999). Es besteht demzufolge ein großer Bedarf an weiteren Verfahren zur Steigerung der Abstinenz unter derzeitigen Rauchern.

Eine flächendeckende, kostengünstige Methode zur Förderung der Tabakabstinenz der rauchenden Bevölkerung sieht die WHO in der Implementierung von Interventionen in der primärmedizinischen Versorgung (World Health Organization, 2008; Raw et al., 2009). Vor allem in Ländern mit einem gut ausgebildeten Netzwerk an medizinischen Einrichtungen (Hausärzte, Zahnärzte, Krankenhäuser, Pflegeheime, Psychologen etc.) scheint die Anwendung sinnvoll und einfach umsetzbar (World Health Organization, 2008).

Vor diesem Hintergrund werden seit einigen Jahren Interventionsmodelle auf der Basis des sogenannten transtheoretischen Modells der Verhaltensänderung (im Folgenden TTM) im Zusammenhang mit dem Tabakkonsum erforscht. Als psychologisches Modell erlaubt das TTM die Beschreibung von Verhaltensänderungsprozessen durch die Integration verschiedener interventionsrelevanter Konstrukte (Velicer et al., 1998). Eine hierauf aufbauende Individualisierung von Interventionen soll ermöglichen, dass ganze Populationen mit gesundheitsriskantem Verhalten, unabhängig von der zum

Zeitpunkt der Intervention vorliegenden individuellen Änderungsbereitschaft, in adäquater Weise einbezogen werden können. Die Wirksamkeit von Interventionen, welche auf dem TTM basieren, konnte bereits für Tabakrauchen und andere gesundheitsriskante Verhaltensweisen belegt werden (Keller, 1999). Auch für die Anwendung im Bereich der primärmedizinischen Versorgung liegen bereits positive Erfahrungen aus Deutschland vor. So konnte eine Studie in Hausarztpraxen einer norddeutschen Region sowohl eine hohe Erreichbarkeit rauchender Patienten als auch eine langfristige Wirksamkeit TTM-basierter Interventionen belegen (Meyer et al., 2008a). Für die Bewertung der Chancen einer konkreten Umsetzung solcher Interventionen in verschiedenen Teilbereichen der Versorgung ist jedoch ein bedeutender Einfluss des Settings zu erwarten. So können unterschiedliche situative Einflüsse, wie z. B. der Behandlungsanlass, im Zusammenhang mit dem Gesundheitsbewusstsein stehen (McBride et al., 2003) und zu einer Veränderung der Akzeptanz und Wirksamkeit einer Intervention führen. Generell ist auch davon auszugehen, dass die Charakteristik von Patienten über verschiedene Settings hinweg variiert und sich damit ebenfalls Unterschiede im Nutzen der Interventionen ergeben.

Aufgrund der engen Korrelation zwischen Tabakkonsum und Zahnerkrankungen (Bergstrom, 2006, 2004; Krall et al., 2006; Dietrich et al., 2004a; Bergstrom, 2003) sowie einer mit der hausärztlichen Versorgung vergleichbaren Erreichungsrate der Bevölkerung (Kurth et al., 2003) liegt die Anwendung des Modells im Bereich der zahnärztlichen Versorgung nahe. Da jedoch bisher, insbesondere für Deutschland, nur wenige diesbezügliche Erfahrungen vorliegen, ist die Überprüfung einer möglichen Anwendung in Zahnarztpraxen Gegenstand dieser Arbeit.

2 THEORETISCHER HINTERGRUND

Im folgenden Abschnitt wird zunächst das Konzept der Bevölkerungswirksamkeit dargestellt. Hierbei wird hergeleitet, dass für die Bewertung des Nutzens einer Raucherintervention neben der Effektivität Fragen der Rekrutierung von zentraler Bedeutung sind. Im Folgenden werden dann zunächst Aspekte der Umsetzung von Raucherinterventionen in der medizinischen Versorgung dargestellt und anschließend der Forschungsstand zu Raucherinterventionen in der zahnärztlichen Praxis zusammengefasst. Abschließend werden das transtheoretische Modell der Verhaltensänderung (TTM) und daraus abgeleitete Interventionsformen als theoretische Grundlage für innovative Ansätze zur routinemäßigen Einbindung von Raucherberatungen in die zahnärztliche Routineversorgung dargestellt.

2.1 Das Konzept der Bevölkerungswirksamkeit

Ziel von bevölkerungsbezogenen Interventionen ist es, eine hohe Bevölkerungswirksamkeit zu erzielen, das heißt einen hohen Nutzen der Intervention für die Bevölkerung insgesamt. Die Bevölkerungswirksamkeit hängt dabei von folgenden Faktoren ab:

- Ausmaß des Risikoverhaltens,
- Erreichungsquote,
- Teilnahmerate und
- Effektivität

(Thyrian und John, 2007).

Ausmaß des Risikoverhaltens bedeutet, dass bevölkerungsbasierte Maßnahmen für hochprävalente Risikofaktoren besonders sinnvoll sind.
Die Erreichungsquote stellt den Anteil dar, wie viele Personen mit dem Krankheitsbild auch tatsächlich erreicht werden;

die Teilnahmerate wiederum, wie viele von den Erreichten an der Intervention teilnehmen.

Die Effektivität steht für den Erfolg bezogen auf das einzelne Individuum bei Anwendung der Intervention.

In Erweiterung klassischer Wirksamkeitsforschung zu Interventionen in der Medizin rücken durch die dargestellte bevölkerungsbezogene Perspektive für die Konzeption und Bewertung von Interventionen Fragen der Rekrutierung von Interventionsteilnehmern in den Fokus. Die Rekrutierung von Personen kann in unterschiedlichem Ausmaß entweder proaktiv oder reaktiv erfolgen.

Reaktiv bedeutet, dass eine erste Handlung von der Zielperson vorausgesetzt wird (z. B. Aufsuchen einer Rauchersprechstunde). Bei dieser Art der Rekrutierung wird zumeist nur ein kleiner Teil der Bevölkerung erreicht, welcher die vorhandenen Angebote aktiv wahrnimmt.

Bei proaktiven Interventionen geht die Initiative vom Anbieter der Präventionsmaßnahme aus. Es werden demnach aktiv alle Personen mit dem Risikoverhalten gescreent und diese daraufhin direkt angesprochen. So werden auch Personen erreicht, welche sich eines Problemverhaltens nicht bewusst sind oder noch keine Intention zeigen, ein Angebot nachzufragen. Ihnen wird bereits vor der persönlichen Absicht, sich zu ändern, eine Intervention angeboten.

Bezüglich der Förderung der Tabakabstinenz sind somit auch Raucher zu identifizieren, die noch nicht die Absicht haben, das Rauchen aufzugeben, und ihnen z. B. eine Beratung zum Rauchstopp anzubieten. Proaktive Interventionen scheinen im Bereich des Tabakrauchens sinnvoll, da die Mehrzahl der Raucher in der Bevölkerung keine Intention zur Aufgabe des Rauchens in der näheren Zukunft hat (Rumpf et al., 1998). Diese Raucher haben mehrheitlich keine Absicht, Entwöhnungsprogramme nachzufragen und in Anspruch zu nehmen (Meyer et al., 2000). So nahmen beispielsweise im Jahr 2005 nur 10 % der Raucher des Vereinigten Königreichs Großbritannien und Nordirland ein Interventionsprogramm in Anspruch (Murray et al., 2008). Eine Studie über proaktive Raucherintervention in 50 öffentlichen Highschools in Washington State zeigte hingegen eine hohe Erreichbarkeit. Insgesamt nahmen 72 % von 948 proaktiv identifizierten Rauchern an der Intervention teil (Peterson et al., 2009). In einer clusterrandomisierten Kontrollgruppenstudie konnte gezeigt werden, dass proaktive Methoden in der primärmedizinischen Versorgung zu höherer Beanspruchung von Raucherentwöhnungsangeboten und mehr Aufhörversuchen führt (Murray et al., 2008).

Vergleicht man die Effektivität proaktiver und reaktiver Raucherinterventionen, so finden sich bei ersteren in der Regel erheblich niedrigere Erfolgsraten aufseiten des Individuums (Lancaster et al., 2000). Der Vorteil für die Nutzung proaktiver Interventionen ist jedoch, dass ein wesentlich größerer Teil der Population erreicht und somit auf Bevölkerungsebene ein höherer Nutzen erzielt wird (Velicer et al., 1999). Dieser in der Forschung auch als (Populations-) Impact bezeichnete Zusammenhang wird durch das Produkt aus Effektivitätsquote und Teilnahmequote dargestellt. Beispielsweise erreicht eine reaktive Intervention mit einer hohen Effektivitätsrate (30 %) und einer für solche Interventionen typischen kleinen Teilnahmerate von 3 % nur einen Impact von 0,009. Eine proaktive Intervention mit einer Teilnahmerate von 60 % und einer Effektivität von 15 % erreicht einen zehnmal höheren Impact.

2.2 Raucherinterventionen in der medizinischen Versorgung

Für die systematische Anwendung in unselegierten Patientenkollektiven ist die ärztliche Kurzberatung von besonderer Bedeutung, da sie sich aufgrund des eher geringen Aufwands und der Möglichkeit zur Berücksichtigung der individuellen Motivationslage grundsätzlich für eine systematische Einbindung in die Routineversorgung für alle rauchenden Patienten eignet

(Cornuz, 2007). In einer Metaanalyse zur ärztlichen Kurzberatung in der medizinischen Versorgung schlossen Stead et al. (2008) 41 randomisierte kontrollierte Studien mit über 31 000 Rauchern ein. Das Ergebnis wies nach, dass Kurzinterventionen im Vergleich zur Kontrollgruppe signifikant höhere Aufhörraten zeigten. Bei intensiveren Beratungen im Vergleich zur Kontrollgruppe erhöhte sich die Rate nur gering. Eine Gegenüberstellung von kurzen und intensiveren Beratungen zeigte zwar einen signifikanten Vorteil für die intensiven Interventionen, dieser fiel jedoch nur klein aus.

Neben günstigen Erreichungsraten ist in der medizinischen Versorgung von einem besonders förderlichen situativen Kontext auszugehen, der die Motivation zur Verhaltensänderung erhöht. So wird im Zusammenhang mit einem Arztbesuch von einem "teachable moment" gesprochen, in dem die motivationalen Faktoren verstärkt sind (McBride et al., 2003). Primärmedizinische Einrichtungen sind somit ideale Orte, in denen Personen eine höhere Bereitschaft zur Auseinandersetzung mit der Änderung von Problemverhalten haben. Gleichzeitig können Ärzte, zu denen Patienten langjährigen Kontakt pflegen, auf einer großen Vertrauensbasis aufbauen und haben als Gesundheitsexperten eine hohe Glaubwürdigkeit. Patienten, die aus einem persönlichen Grund eine medizinische Einrichtung aufsuchen (Gesundheitscheck beim Hausarzt, Vorsorgeuntersuchungen, Schwangerschaftskontrollen, jährliche Mundhygienekontrollen beim Zahnarzt oder bei Erkrankungen) sind in diesen Momenten somit mutmaßlich motivierter, eine Intervention bezüglich gesundheitsschädigenden Risikoverhaltens anzunehmen. Ärzte können den Patienten an deren aktuellen Beschwerden eine Verbindung zu den Vorteilen einer Änderung eines Problemverhaltens aufzeigen.

McBride et al. (2003) stellen den "teachable moment" als ein Zusammenwirken von 3 Faktoren dar:

- erhöhter Risikowahrnehmung,
- stärkerer emotionaler Bezug und
- geänderter Selbstauffassung.

Diese Faktoren beeinflussen die Motivation und die Selbstwirksamkeitserwartung und führen somit zu einer höheren Bereitschaft, das Risikoverhalten zu ändern. "Teachable moments" können demzufolge zu einer höheren Teilnahmerate und Effektivitätsrate führen. Trotz dieser großen Plausibilität gibt es derzeit keine direkten empirischen Belege, die den Effekt an sich nachweisen. Unklar ist auch, inwieweit sich die Situation des Zahnarztbesuches hierbei etwa von einer hausärztlichen Konsultation unterscheidet.

2.3 Korrelation Tabakkonsum und Mundgesundheit

In diesem Abschnitt wird auf die hohe Relevanz des Tabakkonsums bezüglich der Mundgesundheit eingegangen, um den besonderen Bezug des zahnärztlichen Tätigkeitsfeldes im Hinblick auf Raucherinterventionen darzulegen.

Neben den besonders häufig im Zusammenhang mit dem Tabakkonsum genannten Folgeerkrankungen, wie Lungenkrebs, Herz-Kreislauf-Erkrankungen, Diabetes mellitus, chronisch obstruktive Lungenerkrankungen und Schlaganfälle (Fagerstrom, 2002), verursacht der Konsum von Tabakprodukten auch Mund- und Lippenkrebs (Wipfli und Samet, 2009) sowie Gingivitis und Parodontitis (Kocher et al., 2005; World Health Organization, 2008). Weiterhin verursacht das Rauchen im Mund Zahnverfärbungen, schlechten Atem, parodontale Schäden, eine verschlechterte Wundheilung sowie Mundschleimhauterkrankungen (Terrades et al., 2009).

An der oralen Schleimhaut kann es durch chronischen Tabakkonsum einerseits zu harmlosen Veränderungen, wie der Rauchermelanose (Roulet et al.,

2003), andererseits zu lebensbedrohlichem Mundhöhlenkrebs kommen. Besonders harmlose Läsionen scheinen in der zahnärztlichen Praxis ein geeigneter Anhaltspunkt für ein Gespräch über einen Rauchstopp zu sein, da diese Veränderungen zumeist reversibel sind (Johnson und Bain, 2000). Als Präkanzerose ist die orale Leukoplakie die wohl wichtigste Veränderung der Schleimhaut. Bei Rauchern treten diese Krebsvorstufen bis zu 6-mal häufiger auf als bei Nichtrauchern (Reichart et al., 2000). In einer repräsentativen Stichprobe der US-Bevölkerung wurde Rauchen als wichtigster Risikofaktor für Leukoplakien identifiziert (Dietrich et al., 2004b). Ein gewisser Anteil der tabakassoziierten Läsionen ist bei Beseitigung des schädigenden Faktors reversibel. Irreversibel hingegen ist der lebensbedrohliche Mundkrebs. Plattenepithelkarzinome der Mundhöhle stehen an achter Stelle der am häufigsten vorkommenden Krebsarten weltweit (Kolesaric et al., 2007). Bei Rauchern wurde gezeigt, dass das Erkrankungsrisiko im Vergleich zu Nichtrauchern deutlich erhöht ist (Pytynia et al., 2004).

Neben den Veränderungen der Schleimhaut ist der Konsum von Tabak eine der größten Risikofaktoren für Parodontitis. Parodontitis ist eine bakteriell bedingte Erkrankung des Zahnhalteapparates, welche über Knochenabbau schließlich zum Zahnverlust führt. Eine Analyse von Risikofaktoren für Parodontitis in der Bevölkerung einer norddeutschen Region identifizierte Rauchen neben Plaque und Zahnstein als einflussreichsten Hauptrisikofaktor (Kocher et al., 2005).

Weiterhin besteht eine deutliche Dosis-Wirkungs-Beziehung zwischen Tabakrauch und Ausmaß der Erkrankung aufgrund einer genetisch determinierten Empfänglichkeit für parodontale Erkrankungen (Meisel et al., 2004). Eine Auswertung von über 100 Studien mit rund 90 000 Probanden zeigte einen schlechteren Gesundheitszustand des Zahnhalteapparates bei Rauchern als bei Nichtrauchern (Bergstrom, 2006). Rauchen beschleunigt den Knochenabbau, der Geschwindigkeitszuwachs kehrt jedoch bei Rauchstopp wieder auf das Maß eines Nichtrauchers zurück (Bergstrom, 2004).

Auch bei der Therapie von Parodontitis lässt sich ein Zusammenhang zum Rauchen finden. So hat der Tabakkonsum einen ungünstigen Einfluss auf die Heilungsraten bei Zahnfleischbehandlungen. Parodontalbehandlungen sind bei Rauchern langfristig nur eingeschränkt erfolgreich (Saxer et al., 2007), gestalten sich aufwendiger und zeitlich intensiver (Brochut und Cimasoni, 1997).

Nicht erfolgreich behandelte Entzündungen des Zahnhalteapparates führen auf Dauer zum Zahnverlust. Eine Studie aus Boston zeigt signifikant höhere Zahnverlustraten bei Rauchern und eine deutliche Verbesserung der Rate nach Rauchbeendigung (Krall et al., 1997, 2006).

Ferner hat Tabak einen schädigenden Einfluss auf das Kariesrisiko. Raucher haben ein mehr als doppelt so hohes Risiko für Kronen- und Wurzelkaries als Nichtraucher (Jette et al., 1993; Lozier und Gonzalez, 2009).

Die Effekte des Rauchens sind häufig sichtbar und im frühen Stadium reversibel. Durch die hohen Raten regelmäßiger Kontakte der Mehrheit der Bevölkerung (seit 1989 in Deutschland durch die gesetzlichen Krankenkassen in Form des Bonusheftes gefördert) stellt die Zahnarztpraxis ein favorisiertes Setting für die Förderung der Tabakabstinenz dar (Johnson und Bain, 2000). Leider ist der Anteil sowohl der Zahn- als auch der Hausärzte, welche Patienten über die Vorteile eines Rauchstopps aufklären, immer noch sehr gering (Bornstein et al., 2006).

2.4 Raucherinterventionen in Zahnarztpraxen

Verglichen mit der hausärztlichen Versorgung liegen bisher nur wenige Studien vor, die die Beratung von Rauchern in Zahnarztpraxen untersuchen. Analog zu Richtlinien der hausärztlichen Versorgung empfehlen die aktuellen Leitlinien zur Tabakentwöhnung in Zahnarztpraxen, welche vom "National Institute of Health" und dem "National Cancer Institute" herausgegeben wurden, die professionelle Beratung zum Tabakrauchen nach den sogenannten "5 A" in Kombination mit einer medikamentösen Therapie (Lozier und Gonzalez, 2009; Ramseier et al., 2007). Die "5 A" sind in der Tabelle 2.1 genauer dargestellt.

Tabelle 2.1: 5 A in der Raucherberatung

5 A	Beschreibung
Ask about tobacco use	Jeder Patient soll regelmäßig bei jedem Praxisbesuch zum Rauchstatus befragt werden.
Advise to quit	Raucher sollten, unterstützt durch Aufzeigen individueller Risiken in der Mundhöhle, zum Rauchstopp bewegt werden.
Asses willingness to make a quit attempt	Die individuelle Motivation der Raucher für eine Verhaltensänderung sollte eingeschätzt werden.
Assist in quit attempt	Unterstützung der Raucher beim Konsumverzicht durch Informationsmaterial, Beratung und evtl. Verschreiben einer Nikotinersatztherapie
Arrange follow up	Regelmäßige Kontrolltermine vereinbaren

Erfolgsraten einer Entwöhnung liegen abhängig von der Beratungsdauer zwischen 14,0 % (1-3 Minuten) und 28,4 % (>90 Minuten) im Vergleich zur Kontrollgruppe mit 11,0 % ohne Kontakt (Fiore et al., 2008). Kurzinterventionen, basierend auf der "5-A"-Methode, haben sich als effektiv erwiesen (Lozier und Gonzalez, 2009). Eine Studie über zwei Dental-Kliniken in Oregon zeigte signifikante Unterschiede zwischen Rauchern der Kontrollgruppe und Rauchern, welche eine Kurzintervention bekamen (Gordon et al., 2005).

Analysen verschiedener Studien ergaben, dass Beratungen durch zahnmedizinisches Personal zur Raucher- und Kautabakabgewöhnung zu signifikant höheren Tabakabstinenzraten führen (Carr und Ebbert, 2006; Gordon et al., 2006). Eine aktuelle Studie beispielsweise zeigte eine Raucherabstinenzrate von 36,4 % nach 12 Monaten im Vergleich zu 13,0 % der Kontrollgruppe ohne Intervention (Hanioka et al., 2010).

Aufgrund der bereits erwähnten Auswirkungen des Rauchens auf die Mundhöhle, vor allem aber durch die Erholung nach Rauchstopp kommt der Beratung in der Zahnarztpraxis eine immer größere Bedeutung zu. Vorzüge von Interventionen in Zahnarztpraxen sind in erster Linie Aspekte wie

- die hohe Erreichbarkeit,
- die günstige Motivationslage des Patienten ("teachable moment"),
- die oft langjährigen Vertrauensverhältnisse,
- die guten Voraussetzungen für Folgekontakte und
- das bereits vorhandene Versorgungsnetzwerk.

Als Hindernis stellt sich zurzeit in erster Linie die nicht vorhandene Möglichkeit dar, die Beratungszeit als Raucherentwöhnung abzurechnen (Ramseier et al., 2007). Einer Zusammenfassung verschiedener Studien zufolge sind Zahnmediziner der Auffassung, dass Tabakinterventionen in den zahnmedizinischen Alltag gehören, jedoch zur Durchführung einige Barrieren, wie Beratungstraining, Zeit und Kostenerstattung, zu überwinden sind (Gordon et al., 2006; Vanka et al., 2009). Überträgt man die Erfahrungen aus inzwischen Jahrzehnte währenden Bemühungen zur systematischen Einbindung der Kurzberatung von Rauchern in die hausärztliche Routineversorgung auf das Setting der zahnärztlichen Praxen, so ist zu erwarten, dass auch hier innovative Erweiterungen der bestehenden Ansätze notwendig sind, um eine flächendeckende Implementation zu erreichen.

2.5 Das transtheoretische Modell (TTM)

Das TTM wurde entwickelt, um der großen Nachfrage an Forschungsansätzen für Interventionen nachzukommen, die die Änderung von gesundheitsschädigenden Verhaltensweisen, wie Alkoholmissbrauch oder Tabakkonsum, auf Bevölkerungsebene beinhalten (Velicer et al., 1998). Ziel ist es demnach, Verhaltensänderungen erklären zu können und für die Planung von Interventionen nutzbar zu machen.

Nach dem TTM, welches im Wesentlichen von James Prochaska und Carlo DiClemente entwickelt wurde, lässt sich der Prozess der Verhaltensänderung als ein Durchlaufen von zeitlich und inhaltlich aufeinander aufbauenden Stadien ("stages of change") beschreiben (Prochaska und DiClemente, 1982). Die Einteilung des Verhaltensänderungsprozesses in mehrere Stadien lässt eine Berücksichtigung des individuellen motivationalen Zustandes der Zielperson zu, welcher für die Effektivität einer Intervention von großer Bedeutung ist. Die Verhaltensänderungsprozesse ("processes of change") bewirken ein Voranschreiten in den einzelnen Stadien. Ohne Umsetzung dieser Prozesse ist das Risiko eines Rückfalls erhöht (Prochaska et al., 1992). Neben den Prozessen der Verhaltensänderung wird das Durchlaufen der einzelnen Stadien durch zwei weitere Variablen charakterisiert. Hierzu gehören die individuell wahrgenommen Vor- und Nachteile ("decisional balance") sowie die Selbstwirksamkeitserwartung ("self-efficacy") einer Verhaltensänderung (Keller et al., 1999).

Das TTM erlaubt das Verständnis der Verhaltensänderung für verschiedene Risikoverhaltensweisen und ermöglicht die Ableitung von Interventionen, welche:
- für die Rekrutierung breiter Gruppen und prinzipiell für Personen in allen Stadien der Änderungsbereitschaft geeignet sind,
- einen verhältnismäßig geringen Zeit- und Kostenaufwand bedingen und
- gut an die die Intervention durchführenden Personen zu vermitteln sind.

Vor allem im Bereich Rauchen und Raucherentwöhnung ist das TTM bereits als Grundlage akzeptiert, aber auch in den Risikogebieten wie Bewegungsmangel (Marcus et al., 1992), HIV-Infektionen (Evers et al., 1998),

Alkoholmissbrauch (Snow et al., 1994), Übergewicht und ungesunde Ernährung (Keller, 1998) oder Stress findet das Modell immer mehr Anwendung (Keller, 1999). Im folgenden Abschnitt soll das TTM am Beispiel des Tabakkonsums genauer dargestellt werden.

2.5.1 Stadien der Verhaltensänderung

Der Verhaltensänderungsprozess wird im TTM in folgende Stadien gegliedert:

- Absichtslosigkeit (precontemplation),
- Absichtsbildung (comtemplation),
- Vorbereitung (preparation),
- Handlung (action) und
- Aufrechterhaltung (maintenance).

Die Zuordnung zu den einzelnen Stadien erfolgt über die Zeitspanne, innerhalb derer Personen intendieren, ihr Problemverhalten zu ändern, sowie über den Zeitraum, über welchen das gewünschte Zielverhalten aufrechterhalten werden konnte. Das TTM baut also auf der intentionalen Verhaltensänderung auf. Je nach Intention der Personen erfolgt die Einteilung in die jeweiligen Stadien.

Personen im Stadium der Absichtslosigkeit zeigen keine Intention zur Änderung eines bestimmten Risikoverhaltens in absehbarer Zukunft. Als absehbarer Zeitraum werden 6 Monate angenommen, da dies eine für Personen mit intentionaler Verhaltensänderung überschaubare Zeitspanne ist (Grimley et al., 1994).

Das Stadium der Absichtsbildung wird Personen zugeordnet, welche sich eines Risikoverhaltens bewusst geworden sind und erwägen, in den nächsten 6 Monaten das problematische Verhalten zu ändern.

Personen im Stadium der Vorbereitung intendieren, innerhalb der nächsten vier Wochen eine Veränderung durchzuführen. Sie haben konkrete Handlungspläne und bereits in der Vergangenheit (im letzten Jahr) mindestens einen Abstinenzversuch unternommen.

Personen im Stadium der Handlung haben diese konkreten Pläne umgesetzt und das gewünschte Zielverhalten seit bis zu sechs Monaten aufrechterhalten.

Das Stadium der Aufrechterhaltung umfasst Personen, die das gewünschte Zielverhalten bereits seit sechs Monaten beibehalten konnten.

2.5.2 Prozesse der Verhaltensänderung

Die Veränderungsprozesse charakterisieren Strategien, durch welche Personen von einem in das nächste Stadium voranschreiten. Diese Strategien können in kognitiv-affektive ("experiental processes") und verhaltensorientierte Strategien ("behavioral processes") unterteilt werden.

Kognitiv-affektive Prozesse beinhalten vorwiegend Strategien, die die subjektive Bewertung und das emotionale Erleben eines problematischen Verhaltens betreffen, und sind vor allem für die ersten drei Stadien relevant (vgl. Tabelle 2.2).

Tabelle 2.2: Kognitiv-affektive Strategien

Prozesse	Beschreibung
Consciousness raising	Steigerung des Problembewusstseins
Dramatic relief	Emotionaler Bezug zum Problemverhalten
Enviromental reevaluation	Wahrnehmen von Konsequenzen für die persönliche Umwelt
Self-reevaluation	Wahrnehmen von Konsequenzen für die eigene Person
Social liberation	Wahrnehmen von Umweltbedingungen, welche eine Veränderung erleichtern

Verhaltensorientierte Prozesse hingegen beschreiben hauptsächlich handlungsbezogene Strategien, welche vorwiegend für die Stadien Vorbereitung bis Aufrechterhaltung von Bedeutung sind (vgl. Tabelle 2.3).

Tabelle 2.3: Verhaltensorientierte Strategien

Prozesse	Beschreibung
Commitment	Selbstverpflichtung, eine Veränderung durchzuführen
Stimulus control	Kontrolle der Umwelt, wie Entfernung von Reizen/Auslösern zum Risikoverhalten
Counterconditioning	Ersetzen ungünstiger Verhaltensweisen durch günstigere im Sinne einer Problemlösung
Helping relationships	Sozialer Rückhalt und Unterstützung durch vertrauensvolle Personen/Beziehungen
Reinforcement management	Selbstverstärkung/ positive Verstärkung des gewünschten Zielverhaltens

2.5.3 Entscheidungsbalance und Selbstwirksamkeitserwartung

Die Entscheidungsbalance beschreibt die wahrgenommenen Vor- und Nachteile einer Verhaltensänderung. Es wird überprüft, wie bedeutungsvoll ein bestimmtes Pro- oder Kontra-Argument für das Problemverhalten ist. Verschiedene Vor- und Nachteile haben eine unterschiedlich starke Bedeutung für Personen in einzelnen Stadien. So verlieren die zunächst so empfundenen Nachteile des Nichtrauchens während des Durchlaufens der Stadien immer mehr an Wichtigkeit.

Die Selbstwirksamkeitserwartung beschreibt die Zuversicht, ein gewünschtes Zielverhalten auch unter schwierigen Bedingungen ausüben zu können (Keller et al., 1999). Typischerweise steigt die Selbstwirksamkeitserwartung beim Voranschreiten in den Stadien monoton an, wobei sich die größten Zuwächse im Stadium der Handlung zeigen.

2.6 Computer-Expertensystem

Vor dem Hintergrund, wenig Zeit aufwendige und kostengünstige Interventionsformen zu erstellen, die gleichzeitig die Komplexität des Verhaltensänderungsprozesses berücksichtigen, sind in den letzten Jahren Interventionen entwickelt worden, welche auf Computerprogrammen basieren. Hierbei werden in erster Linie Selbsthilfematerialien verwendet, welche webbasiert sind und online bereitgestellt oder als Briefe in Papierform übermittelt werden. Konventionelle generalisierte Selbsthilfemanuale sind zeit- und kostengünstig, jedoch an alle Raucher unabhängig vom jeweiligen Stadium der Änderungsbereitschaft gerichtet (Lancaster und Stead, 2005). Sie beachten nicht die individuelle Motivationslage und haben somit eine geringere Wirksamkeit (Dijkstra et al., 1998). Die wenigsten Raucher wünschen eine persönliche Beratung durch eine Klinik oder einen Psychologen, die Mehrheit der Exraucher schaffte eine Beendigung des Tabakkonsums ohne professionelle Hilfe eines Therapeuten und derzeitige Raucher wünschen vorzugsweise eine weniger intensive Selbsthilfemaßnahme (Gilbert et al., 2007). Somit kommt Selbsthilfeprogrammen, welche auf die individuellen Bedürfnisse, die jeweilige Motivationslage und Gewohnheiten angepasst sind, eine große Bedeutung zu (Martin-Diener et al., 1999).

Die schnelle Entwicklung in der Computertechnik hat computergestützte Interventionen möglich gemacht. Individualisierte Beratungsbriefe und Selbsthilfebroschüren, welche durch Computer-Expertensysteme auf Basis des TTM erstellt werden, scheinen die große Spanne zwischen generalisierten Maßnahmen und Einzelinterventionen überbrücken zu können und für den Einsatz in primärmedizinischen Einrichtungen, wie der Haus- sowie Zahnarztpraxis, vielversprechend. Wissenschaftlich fundierte deutschsprachige Expertensysteme zum Tabakkonsum sind bereits verfügbar (Schumann et al., 2007). Diese Systeme erzeugen hoch individualisierte Beratungsbriefe mit Handlungsanregungen zur Veränderung des Risikoverhaltens. Grundlage hierfür bilden persönliche Angaben der Nutzer, Regeln, die aus dem TTM abgeleitet wurden, sowie populationsbezogene Normdaten zu den erfassten psychologischen Merkmalen (Velicer und Prochaska, 1999). So setzt das System für jeden Interventionsteilnehmer aufgrund des jeweils individuellen Stadiums der Verhaltensänderung, seiner Verwendung von Änderungsprozessen, seiner Selbstwirksamkeitserwartung und Entscheidungsbalance eine spezifische Auswahl von Textabschnitten zu einem individuellen Beratungsbrief zusammen.

Diese Art der Intervention ist einfach in der Anwendung und kann durch die Implementierung in das vorhandene Gesundheitssystem kosteneffektiv der rauchenden Bevölkerung zugänglich gemacht werden (Gilbert et al., 2008). Computerexpertensystembasierte Entwöhnungsprogramme können die Aufhörrate unter Rauchern effektiv anheben. So ergab beispielsweise eine Studie mit 2934 täglichen Rauchern einer Allgemeinbevölkerungsstichprobe einer Region der Schweiz eine um 2,6-mal höhere Abstinenzrate der Gruppe, welche einen computergenerierten Beratungsbrief bekam. Es wurden vor allem Raucher mit sehr geringer beziehungsweise keiner Intention für einen Rauchstopp erreicht (Personen im Stadium der Absichtslosigkeit) und die Rate der Aufhörversuche wurde erhöht. Dies ist von wesentlicher Bedeutung, da die meisten Raucherprogramme nur die Minderheit der Raucher anspricht, welche ohnehin mit dem Rauchen aufhören wollen (Etter und Perneger, 2001). Selbst bei nur geringen Erfolgsraten wäre der Effekt über die Vielzahl der erreichten Raucher auf Bevölkerungsebene enorm (Gilbert et al., 2008). In einer Metaanalyse von randomisiert kontrollierten Studien über Selbsthilfeinterventionen kamen Lancaster & Stead (2005) zur Schlussfolgerung, dass computergenerierte Materialen sowohl im Vergleich zu keinem Interventionsmaterial als auch zu standardisierten Selbsthilfemanualen höhere Abstinenzraten erzielen. Eine weitere Metaanalyse von 22 randomisiert kontrollierten Studien zeigte einen signifikanten Effekt bezüglich der Aufhörrate von Rauchern bei computerbasierten Entwöhnungsprogrammen im Vergleich zur Kontrollgruppe (Myung et al., 2009).

3 FRAGESTELLUNG

Das primäre Ziel dieser Studie bestand darin zu prüfen, in welchem Umfang rauchende Zahnarztpatienten mit einer computergestützten Beratung zur Förderung der Tabakabstinenz erreichbar sind. Für Hausarztpraxen konnten die Wirksamkeit und Praktikabilität dieses Angebotes bereits belegt werden (Meyer et al., 2008a). Trotz der dargestellten hohen Relevanz des Themas auch für die Mundgesundheit und der Chancen für die Prävention tabakassoziierter Erkrankungen insgesamt, fehlen derartige Erfahrungen für die zahnmedizinische Versorgung. Zur Abschätzung der Praktikabilität einer solchen Intervention in Zahnarztpraxen wurden in der vorliegenden Arbeit Patienten von Zahnärzten bezüglich ihrer Erreichbarkeit und ihres Rauchverhaltens untersucht und mit Patienten in Hausarztpraxen verglichen. Unterschiede zwischen den Untersuchten Settings wären somit Hinweise auf möglicherweise erwartbare Unterschiede bzgl. der Bevölkerungswirksamkeit. Da es nur wenig Vorerfahrung im Setting gibt, erfolgte eine explorative Analyse der folgenden Punkte:

3.1 Prävalenz des Rauchens

Im ersten Schritt wird überprüft, in welcher Einrichtung mehr rauchende Patienten anzutreffen sind. Wie viele Patienten durchlaufen eine Zahnarztpraxis pro Woche im Vergleich zur Hausarztpraxis. Wie viele von den Patienten geben an zu rauchen.

3.2 Teilnahmebereitschaft rauchender Patienten

Im Weiteren wird getestet, ob es Unterschiede hinsichtlich der Teilnahmebereitschaft zwischen den Settings gibt, d. h., zu prüfen ist, wie viele der rauchenden Patienten, welche die Einschlusskriterien erfüllen, bereit sind, an einer Intervention teilzunehmen.

3.3 Charakterisierung der erreichten Raucher

Des Weiteren wird überprüft, ob sich Unterschiede zwischen den rauchenden Patienten der Hausarztpraxis und der Zahnarztpraxis im Hinblick auf Faktoren zeigen, die die Wirksamkeit von Interventionen möglicherweise beeinflussen. Hierbei werden neben soziodemografischen Merkmalen, Ausprägungen der Tabakabhängigkeit und des Rauchverhaltens, insbesondere die dargestellten Konstrukte des TTM betrachtet.

3.4 Einsatz der Raucherberatung durch Zahnärzte

Abschließend wird exploriert, inwieweit Zahnärzte das Rauchverhalten in der Routineversorgung erfassen, Beratungen zur Raucherentwöhnung anbieten und welche Bedingungen aus ihrer Sicht für eine systematische Einbindung in den Praxisalltag erfüllt sein müssen.

4 METHODE

Zunächst wird zum besseren Verständnis der Eigenanteil des Autors an der Datenerhebung dargestellt, der dieser Dissertation zugrunde liegt. Für die vorliegende Arbeit wurden Daten der bereits vorliegenden Studie "Proactive interventions for smoking cessation in general medical practice: a quasi-randomized controlled trial to examine the efficacy of computer-tailored letters and physician-delivered brief advice" (Meyer et al., 2008a) verwendet (im Folgenden Studie 1) sowie eine neue Erhebung in niedergelassenen Zahnarztpraxen der Stadt Greifswald durchgeführt (im Folgenden Studie 2). Für die neue Studie bestand der Eigenanteil in der Mitwirkung an der Gestaltung des Fragebogens, der Organisation der Erhebung in den Zahnarztpraxen und der Durchführung der Erhebung an zwei Tagen pro Woche. Des Weiteren wurde das Computer-Expertensystem auf Funktionsfehler überprüft und auftretende Probleme bei der Dateneingabe wurden korrigiert. Die Ersteingabe aller erhobenen Daten wurde vollständig selbst durchgeführt, die Beratungsbriefe wurden erstellt und versandt. Alle in Greifswald niedergelassenen Zahnärzte wurden persönlich aufgesucht und befragt.

Im Folgenden werden zunächst die Studien einzeln dargestellt. Anschließend wird auf die Methodik der Datenauswertung eingegangen. Die Abbildung 4.1 gibt einen Überblick über das Studiendesign.

24   4 METHODE

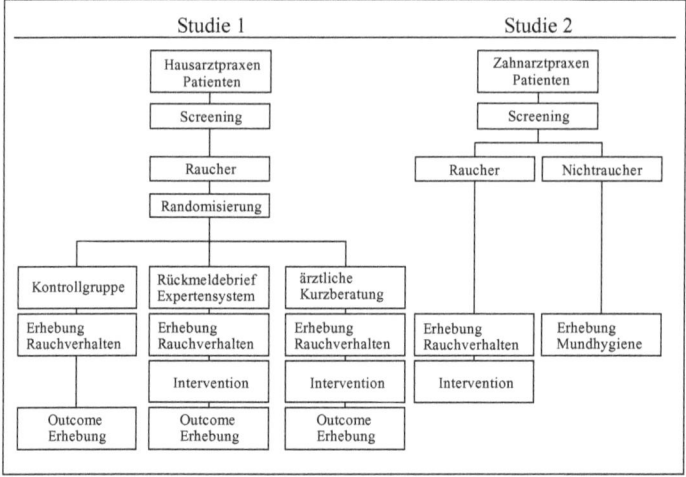

Abbildung 4.1: Studiendesign

4.1 Studie 1: Raucherintervention in der hausärztlichen Praxis

Die folgende Darstellung der Methodik der Hausarztstudie lehnt sich an den Methodenbericht "Raucherintervention in der hausärztlichen Praxis" von Meyer et al. (2005) an.

Bei dieser Studie handelt es sich um eine randomisierte Kontrollgruppenstudie. Von April 2002 bis September 2003 wurden in Hausarztpraxen über ein systematisches Screening alle teilnahmebereiten Raucher zufällig einer von drei Gruppen zugeordnet:

Gruppe 1: Kontrollgruppe;
Gruppe 2: Rückmeldebrief-Expertensystem;
Gruppe 3: ärztliche Kurzberatung.

Alle Probanden erfuhren zunächst eine Grundbefragung während des Aufenthaltes im Wartezimmer. Patienten der Kontrollgruppe wurden in der für die jeweilige Praxis üblichen Weise behandelt. Gruppe 2 und 3 bekamen die für die Gruppe vorgesehene Intervention.

In der ersten Behandlungsgruppe sollten die Studienteilnehmer in den folgenden 6 Monaten drei auf die individuelle Motivationslage des Patienten abgestimmte Briefe, die von einem computerisierten Expertensystem erstellt wurden, erhalten. Dazu wurden nach den Befragungen im Wartezimmer zwei weitere drei bzw. sechs Monate später durchgeführt.

Für Patienten der zweiten Behandlungsgruppe war eine hoch standardisierte und auf das jeweilige Stadium der Änderungsmotivation zugeschnittene, maximal 15-minütige Beratung durch den im Rahmen der Studie geschulten Arzt vorgesehen. Als Basis der Beratung dienten ein kurzer Befundbogen, der die wesentlichen Informationen aus der vorangegangenen Befragung zusammenfasste, und ein Beratungsleitfaden, der anhand konkreter Beispiele Vorschläge für ein dem Stadium der Änderungsmotivation angepasstes Vorgehen lieferte.

In beiden Interventionsbedingungen wurde begleitend ein nach den Stadien der Änderungsmotivation gegliedertes Set von Selbsthilfemanualen übergeben bzw. zugesandt. Zur Prüfung der Wirksamkeit wurden insgesamt 5 Nachbefragungen durchgeführt.

4.1.1 Stichprobe

Bei der Stichprobenbestimmung wurde ein zweistufiges Verfahren genutzt. Zunächst wurden durch Zufallsauswahl die an der hausärztlichen Versorgung beteiligten Arztpraxen bestimmt. Die Auswahl der Patienten und deren Zuordnung zu den einzelnen Studienbedingungen erfolgte dann über den Zeitpunkt des Aufsuchens der jeweiligen Arztpraxis.

4.1.1.1 Hausarztpraxenstichprobe

Die Erhebungsregion der Stichprobe umfasste die Städte Greifswald und Stralsund sowie die ehemaligen Landkreise Greifswald und Stralsund, da für diese Region bereits Daten bezüglich gesundheitsrelevanter Aspekte vorlagen (Study of Health in Pommerania, SHIP; John et al., 2001). Zur Ermittlung der in der Erhebungsregion niedergelassenen Ärzte wurde das Verzeichnis der Kassenärztlichen Vereinigung herangezogen. Die Grundgesamtheit bildeten 149 praktische Ärzte, Fachärzte für Allgemeinmedizin und Internisten mit hausärztlicher Funktion (vgl. Tabelle 4.1). Zur Erhöhung der regionalen Repräsentativität erfolgte die Stichprobenbestimmung stratifiziert, jeweils für die zwei Städte und gemeinsam für beide Landkreise. Für jedes Stratum wurde per Los eine Zufallsreihenfolge der verzeichneten Ärzte ermittelt und proportional zur Anzahl der Ärzte in dem jeweiligen Stratum die Anzahl benötigter Praxen festgelegt.

Tabelle 4.1: Niedergelassene Ärzte mit hausärztlicher Funktion in der Erhebungsregion

	AA	I	PA	Ag		SSp	
	n	n	n	n	%	n	%
HGW	27	7	10	44	29,5	10	29,4
HST	37	9	1	47	31,5	11	32,3
LK	40	5	13	58	38,9	13	38,2
Gesamt	104	21	24	149	100	34	100

AA = Allgemeinärzte, I = Internisten, PA = praktische Ärzte, Ag = Ärzte gesamt, SSp = Soll-Stichprobe-Praxen, HGW = Greifswald, HST = Stralsund, LK = Landkreise

Entsprechend der Zufallsreihenfolge wurden die jeweiligen Praxen sukzessive kontaktiert, bis die festgelegte Anzahl teilnehmender Praxen (vgl. Tabelle 4.1) erreicht war. Wurde ein Arzt gezogen, der in einer Praxisgemeinschaft tätig war, so wurde die gesamte Praxisgemeinschaft eingeschlossen.

Entsprechend dem höheren Anteil an der primärmedizinischen Versorgung der Region hatten Praxisgemeinschaften somit eine erhöhte Auswahlwahrscheinlichkeit. Wurde eine Praxis zwischenzeitlich durch einen anderen Arzt übernommen, so wurde diese Praxis eingeschlossen. Nach der ersten Kontaktaufnahme wurden fünf Praxen ausgeschlossen, da sie nicht an der regulären hausärztlichen Versorgung der erwachsenen Bevölkerung teilnahmen. Im Einzelnen waren die Gründe hierfür:

1. Die Ärzte waren zusätzlich für die Fachrichtung Kinder- und Jugendmedizin registriert und behandelten nur zu einem geringen Teil Erwachsene (zwei Praxen).
2. Die Ärzte praktizierten zum Zeitpunkt der geplanten Erhebung wegen Praxisaufgabe bzw. Mutterschutzzeit nicht mehr (zwei Praxen).
3. Eine Praxis hatte keine Sprechzeiten und behandelte nur einen Altbestand von Patienten aus dem Bekanntenkreis der Ärztin.

Von den verbleibenden 39 kontaktierten Praxen nahmen 34 (87,2 %) an der Studie teil, die übrigen waren nicht zur Teilnahme bereit.

4.1.1.2 Patientenstichprobe

In jeder teilnehmenden Arztpraxis wurde für jeweils drei Wochen jeder Patient zu Alter und Rauchstatus befragt.

Eingeschlossen wurden Patienten, die:

1. zwischen 18 und 70 Jahre alt waren,
2. die Frage „Sind Sie zurzeit Raucher" bejahten,
3. über hinreichende Sprachkenntnisse verfügten und im Hinblick auf die körperliche sowie kognitive Leistungsfähigkeit zum Zeitpunkt des Praxisbesuchs in der Lage waren, den Fragebogen zu beantworten.

Ausgeschlossen wurden Patienten, die bereits Teilnehmer bei einem der anderen im Rahmen des Forschungsverbundes EARLINT durchgeführten Projekte waren.

Patienten, die die Einschlusskriterien erfüllten, einer Teilnahme jedoch nicht zustimmten, wurden gebeten, wesentliche Fragen zu Rauchverhalten, Änderungsbereitschaft und Soziodemografie zu beantworten (Nonresponderbefragung).

4.1.2 Erhebungsinstrumente

Die Grundbefragung zum Zeitpunkt des Aufsuchens der Arztpraxis bestand im Selbstausfüllen von zwei Fragebögen, die im Wartezimmer vorgelegt wurden. Wesentlicher Inhalt waren Fragen zu soziodemografischen Daten, derzeitigem Rauchstatus, Rauchverhalten in der Vergangenheit, Schwere der Nikotinabhängigkeit (nach dem Fagerström-Test for Nicotine-Dependence [Heatherton et al., 1991]) sowie Fragen basierend auf dem transtheoretischen Modell. Auf die für diese Arbeit verwendeten Instrumente wird später genauer eingegangen.

Bei Lese- oder Verständnisproblemen stand eine Studienmitarbeiterin zur Verfügung. Außerdem wurde der Kohlenmonoxidgehalt in der Ausatemluft gemessen. Der zweite Fragebogen konnte bei zu kurzer Aufenthaltsdauer im Wartezimmer auch zu Hause ausgefüllt und in einem Freiumschlag zurückgesandt werden.

4.1.3 Interventionen

Die im Rahmen der Studie eingesetzten Interventionen basierten auf dem Transtheoretischen Modell der Verhaltensänderung (TTM). Dabei wurden zwei unterschiedliche Formate für das Setting der hausärztlichen Praxis ausgewählt und adaptiert. Eine hinreichende Praktikabilität und Attraktivität für Arzt und Patient, als Grundlage einer potenziell flächendeckenden Versorgung, standen dabei neben Aspekten der Wirksamkeit im Mittelpunkt.

4.1.3.1 Individualisierte Rückmeldebriefe

Eine der Interventionen bestand in individuellen Rückmeldebriefen, die durch ein computerbasiertes Expertensystem auf der Grundlage der Befragungsdaten erstellt wurden. Die etwa 3- bis 4-seitigen Briefe wurden innerhalb einer Woche nach der Befragung im Institut für Epidemiologie und Sozialmedizin erstellt und den Probanden zugesandt. Im Briefkopf war sowohl die Universität Greifswald als auch der behandelnde Arzt genannt. Begleitend wurde aus einem Set von insgesamt sechs stadienbasierten Selbsthilfemanualen eine vom Expertensystem vorgegebene Auswahl verschickt.

4.1.3.2 Ärztliche Kurzberatung

Die zweite zu prüfende Intervention war eine Kurzberatung zum Rauchen durch den im Rahmen der Studie geschulten Hausarzt. Die hoch standardisierte Beratung war auf das jeweilige Stadium der Änderungsmotivation zugeschnitten und sollte maximal 10 bis 15 Minuten in Anspruch nehmen.

Da die ärztliche Kurzberatung nicht Gegenstand dieser Arbeit war, soll hier nicht weiter darauf eingegangen werden.

4.1.4 Rekrutierung der Arztpraxen

Alle ausgewählten Arztpraxen bekamen zunächst schriftliche Informationen zur Studie zugesandt. Im Anschluss daran erfolgte eine telefonische Kontaktaufnahme durch einen Studienmitarbeiter. Generell wurde dabei versucht, zunächst lediglich einen Termin für einen persönlichen Besuch zu vereinbaren. Zur Erhöhung der Response wurden folgende unterstützende Maßnahmen durchgeführt:

1. Niedergelassene Vertreter der Allgemeinmedizin der Universität Greifswald sowie die Organisatoren der „Ärztestammtische" Stralsund und Greifswald wurden persönlich über die Studie informiert und gebeten, für die Studienteilnahme zu werben.
2. Es erfolgten Vorstellungen der Studie anlässlich der „Ärztestammtische" in Stralsund und Greifswald sowie bei einer Zusammenkunft der Lehrpraxeninhaber des Community-Medicine-Verbundes der Universität Greifswald.
3. Im Ärzteblatt Mecklenburg-Vorpommern wurde ein Beitrag zur Studie publiziert.
4. Die Aufwendungen für die Studienteilnahme wurden pro Arzt pauschal mit € 400,- entschädigt.
5. Die Fortbildung im Rahmen der Studie wurde von der Ärztekammer zertifiziert und es wurden entsprechende Fortbildungspunkte vergeben.

Aufgrund des Studiendesigns war die Schulung der teilnehmenden Ärzte in der Beratungstechnik erst nach Erhebung der Kontrollbedingung und der Expertensystem-Intervention möglich. Dies erforderte zumeist Einzelschulungen, die vor Ort in der jeweiligen Praxis persönlich durch entsprechend qualifizierte Studienmitarbeiter durchgeführt wurden.

4.1.5 Rekrutierung der Patienten

Studienmitarbeiter waren über den gesamten Erhebungszeitraum von jeweils drei Wochen in den teilnehmenden Praxen anwesend. Die personelle Ausstattung des Projektes erlaubte die gleichzeitige Erhebung in zwei Praxen. Grundsätzlich wurde versucht, in jeder der drei Wochen alle regulären Sprechzeiten abzudecken. Fielen aufgrund von Feiertagen oder Urlaub Sprechzeiten aus, so wurde nach Möglichkeit der jeweils gleiche Werktag nachgeholt. Insgesamt wurden 502 Tage in den Arztpraxen erfasst. Jeder Patient, der im Erhebungszeitraum die Praxis aufsuchte, wurde registriert und bezüglich der Einschlusskriterien befragt. Waren die Kriterien erfüllt, so wurden mündliche wie schriftliche Informationen zur Studie gegeben und die Einverständniserklärung zur Studienteilnahme und zur Speicherung der Adressdaten vorgelegt. Je nach räumlichen Gegebenheiten der Praxis erfolgte die Rekrutierung am Empfangstresen, in einem separaten Raum oder dem Wartezimmer. Zur Erhöhung der Teilnahmerate wurden die Patienten für den Aufwand der Fragebogenbearbeitung mit € 5,- in bar entschädigt. Weiterhin wurde ein Kugelschreiber im Wert von € 0,50 verschenkt.

4.1.6 Randomisierung

Für die Randomisierung der Patienten wurde als Quasi-Zufallsverfahren die Zuordnung über Zeitfenster in fester Reihenfolge genutzt. Die Patienten, welche die jeweilige Praxis in der ersten Erhebungswoche aufsuchten, wurden der Kontrollbedingung zugeordnet, Patienten der zweiten Woche der Interventionsgruppe „Expertensystem" und die der dritten Woche der Bedingung „Arztberatung".

Die feste Reihenfolge der Versuchsbedingungen wurde gewählt, um sicherzustellen, dass keine Beratungen von Patienten der Interventionsgruppe „Expertensystem" oder der Kontrollgruppe durch die Schulung des Arztes im Rahmen der Studie induziert wurden. Dazu erfolgte die Schulung des Arztes erst nach der Erhebung dieser Bedingungen. Dieses Vorgehen bedingt jedoch, dass die Wahrscheinlichkeit von Wiederaufnahmen für die späteren Erhebungszeitpunkte ansteigt. Durch einen Abstand von in der Regel mindestens drei Wochen zwischen den Erhebungswochen in jeder Praxis sollte diesem Effekt entgegengewirkt werden. Trotzdem ergab sich entsprechend der Abfolge der verschiedenen Studiengruppen eine Abnahme der Teilnehmerzahlen aufgrund der zunehmenden relativen Häufigkeiten von Wiederaufnahmen und einer geringeren Anzahl von registrierten Arztkontakten insgesamt. Um eine Konfundierung der Teilnahmebereitschaft mit dem Experimental-Faktor zu vermeiden, wurde die individuelle Gruppenzuordnung bei der Rekrutierung nicht offenkundig gemacht. Es wurde lediglich darauf verwiesen, dass ein zufällig ausgewählter Teil der Teilnehmer unterschiedliche Informationsangebote zum Thema Rauchen erhält.

4.1.7 Nachbefragungen der Patienten

Das Studiendesign sah insgesamt fünf Nachbefragungen 3 (T1), 6 (T2), 12 (T3), 18 (T4) und 24 Monate (T5) nach dem Praxisbesuch vor. Da in der Zahnarztstudie keine Nachbefragung erfolgte, soll hier nicht weiter darauf eingegangen werden.

4.2 Studie 2: Raucherintervention in der zahnärztlichen Praxis

Bei der für diese Arbeit durchgeführten Erhebung handelt es sich primär um eine Befragungsstudie. Von Oktober 2008 bis April 2009 wurde über ein Screening zwischen „Rauchern" und „Nichtrauchern bzw. Exrauchern" unterschieden. Nicht rauchende Patienten wurden zu ihren Mundhygienegewohnheiten, insbesondere zur Interdentalraumpflege, befragt.

Rauchende Patienten wurden zur Mundhygiene sowie zum Rauchverhalten befragt und erhielten zusätzlich eine Minimalintervention zur Förderung der Rauchabstinenz. Diese beinhaltete einen individualisierten Beratungsbrief, der durch ein computergestütztes Expertensystem basierend auf dem TTM erstellt wurde, sowie begleitend ein nach den Stadien der Änderungsbereitschaft gegliedertes Set von Selbsthilfebroschüren. Die Wirksamkeit durch entsprechende Nachbefragungen wurde nicht überprüft.

4.2.1 Stichprobe

Die Stichprobenbestimmung wurde entsprechend der Verfahrensweise von Studie 1 durchgeführt. In 2 Schritten wurden zuerst die teilnehmenden Zahnarztpraxen bestimmt, anschließend die Patienten über den Zeitpunkt des Arztpraxenbesuchs rekrutiert.

4.2.1.1 Zahnarztpraxenstichprobe

Da für die erwachsene Bevölkerung der Region/Stadt Greifswald bereits Daten hinsichtlich der Raucherintervention in Arztpraxen mit hausärztlicher Funktion vorlagen, wurde in der identischen Region eine Zufallsstichprobe der niedergelassenen Zahnarztpraxen gezogen.

Zur Bestimmung aller in Greifswald niedergelassenen Zahnärzte wurde das Telefonverzeichnis herangezogen. Es wurden 32 selbstständige Zahnärzte ermittelt, welche zuerst alphabetisch in einer Liste festgehalten wurden. Daraufhin wurde jeder Praxis eine Zufallszahl zugeordnet, mit deren Hilfe eine entsprechend zufällige Rangreihung aller Praxen erstellt wurde. Anhand der so vorgegeben Abfolge wurden die Zahnärzte sukzessive nacheinander kontaktiert, bis die gewünschte Anzahl von 10 teilnehmenden Praxen erreicht war. Wurde ein Zahnarzt gezogen, der in einer Gemeinschaftspraxis tätig war, so wurde analog zu Studie 1 die gesamte Gemeinschaftspraxis eingeschlossen. Nach der ersten Kontaktaufnahme wurde eine Praxis ausgeschlossen, da diese durch eine Praxisübernahme/Neuzulassung noch keinen ausreichenden Patientenstamm aufwies. Von den verbleibenden 13 kontaktierten Zahnarztpraxen nahmen 10 (76,9 %) an der Studie teil, die übrigen waren nicht zur Teilnahme bereit.

4.2.1.2 Patientenstichprobe

In jeder teilnehmenden Zahnarztpraxis wurde für jeweils 2 Wochen jeder Patient, der zu den ausgeschriebenen Sprechzeiten erschien, zu Alter und Rauchstatus befragt. Eingeschlossen wurden Patienten, die:

1. zwischen 18 und 70 Jahre alt waren,
2. über hinreichende Sprachkenntnisse verfügten und
3. körperlich sowie kognitiv zum Zeitpunkt des Praxisbesuchs in der Lage waren, den Fragebogen auszufüllen.

Patienten, die die Einschlusskriterien erfüllten, zu einer Teilnahme jedoch nicht bereit waren, wurden gebeten, wesentliche Fragen zu Rauchverhalten, Änderungsbereitschaft und Soziodemografie zu beantworten (Nonresponderbefragung).

4.2.2 Erhebungsinstrumente

Die Befragung erfolgte mittels Fragebogen zum Selbstausfüllen im Wartezimmer. Dabei kamen zwei Versionen zur Anwendung. Eine wurde den derzeit Tabak rauchenden Probanden vorgelegt, die andere den Niemals- bzw. Exrauchern. Die Version für nicht rauchende Patienten umfasste Fragen zum Gesundheitszustand der Zähne, zu Mundhygienegewohnheiten und Soziodemografie; die Version für rauchende Patienten beinhaltete zusätzlich Fragen zu den Rauchgewohnheiten. Der Raucherfragebogen wurde entsprechend dem Fragebogen der Grunderhebung der Studie 1 erstellt. Bei Lese- oder Verständnisproblemen stand ein/-e Studienmitarbeiter/-in zur Verfügung. Bei zu kurzer Wartezeit oder anderen Problemen (1. Nervosität des Patienten, 2. Lesebrille nicht dabei) konnte der Fragebogen auch zu Hause ausgefüllt werden und mit einem Freiumschlag zurückgesandt werden.

Im Folgenden werden die in dieser Arbeit berücksichtigten Erhebungsinstrumente dargestellt. Neben soziodemografischen Fragen – zum Alter, Geschlecht, Familienstand und zur Bildung – wurden folgende Variablen zum Rauchverhalten erhoben: Neben dem aktuellen Rauchstatus das Rauchverhalten in der Vergangenheit (1. Alter bei Beginn des regelmäßigen Rauchens; 2. bereits mehr als 100 Zigaretten geraucht) sowie die Schwere der Nikotinabhängigkeit gemäß dem FTND (Heatherton et al., 1991).

Der FTND enthält folgende Items, die als Summe von 0 bis 10 Punkten den Grad der Nikotinabhängigkeit darstellen - je höher der Summenwert ist, desto höher ist der Grad der Abhängigkeit:

1. Zeit bis zur ersten Zigarette nach dem Aufwachen am Morgen;
2. Schwierigkeiten, an bestimmten Orten auf das Rauchen zu verzichten, an denen es verboten ist;
3. Schwierigkeit, auf die erste Zigarette am Morgen zu verzichten;
4. Anzahl der täglich gerauchten Zigaretten;
5. vermehrtes Rauchen am Morgen;
6. Rauchen auch bei Erkrankungen mit Bettlägerigkeit.

Das Stadium der Verhaltensänderung wurde über folgende Items operationalisiert:

1. "Welche der folgenden Aussagen trifft am besten auf Sie zu?" mit den Antwortmöglichkeiten "Ich habe nicht vor, mit dem Rauchen aufzuhören", "Ich habe ernsthaft vor, in den nächsten 6 Monaten mit dem Rauchen aufzuhören", "Ich plane, in den nächsten 4 Wochen mit dem Rauchen aufzuhören".
2. "Wie oft haben Sie in den letzten 12 Monaten einen ernsthaften Versuch gemacht, mit dem Rauchen aufzuhören?" (Ein ernsthafter Versuch bedeutet, mindestens 24 Stunden bewusst nicht zu rauchen.).

Die Zuordnung zum Stadium der Absichtslosigkeit ("precontemplation") erfolgte bei Ankreuzen von "Ich habe nicht vor, mit dem Rauchen aufzuhören".

Bei Markierung der zweiten Antwortmöglichkeit "Ich habe ernsthaft vor, in den nächsten 6 Monaten mit dem Rauchen aufzuhören" wurde der Proband dem Stadium der Absichtsbildung ("contemplation") zugeordnet.

Im Stadium der Vorbereitung ("preparation") befanden sich Patienten, die planten, in den nächsten 4 Wochen mit dem Rauchen aufzuhören, und mindestens einen ernsthaften Versuch über 24 Stunden in den letzten 12 Monaten durchgeführt haben.

Ohne Aufhörversuch erfolgte die Einstufung in das Stadium der Absichtsbildung.

Die Prozesse der Verhaltensänderung wurden über 19 Variablen erhoben. Es wurde eine Übersetzung der Skalen nach Etter, Bergman und Perneger (2000) eingesetzt (Tönjes et al., 2007).

Die Tabelle 4.2 gibt einen Überblick über die in der Studie erfassten Prozesse der Verhaltensänderung und deren zugehörige Items.

Tabelle 4.2: Prozesse der Verhaltensänderung

Prozessskala	Items
Gegenkonditionierung (counterconditioning)	Ich konzentriere mich auf etwas anderes, wenn ich Lust auf eine Zigarette habe.
	Um die Lust nach einer Zigarette zu unterdrücken, atme ich tief durch.
	Um der Lust nach einer Zigarette zu widerstehen, mache ich irgendetwas anderes.
Risikowahrnehmung (risk assessment)	Beschreibungen von Raucherkrankheiten geben mir zu denken.
	Ich habe Angst davor, wegen des Rauchens Lungenkrebs zu bekommen.
	Ich denke an die Schäden, die das Rauchen in meiner Lunge anrichtet.
	Ich sage mir, dass ich wegen des Rauchens weniger lange leben werde.
Selbstverpflichtung (commitment to change)	Ich sage mir, dass ich das Rauchen aufgeben sollte.
	Ich sage mir, dass ich als Nichtraucher/-in fitter und besser in Form wäre.
	Ich sage mir, dass ich nicht mehr von Zigaretten abhängig sein möchte.
	Ich überlege mir, welche Vorteile das Aufhören bringt.
Kontrolle persönlicher Umwelt (stimulus control)	In öffentlichen Räumen gehe ich in die Nichtraucherzone.
	Nach einer Mahlzeit rauche ich nicht, sondern mache etwas anderes.
	Ich versuche, die erste Zigarette am Tag möglichst lange hinauszuzögern.
	Ich vermeide es, Zigaretten mit mir herumzutragen.
	Ich versuche, einen ganzen Abend lang nicht zu rauchen.
Nutzen hilfreicher Beziehungen (helping relationships)	Ich erzähle von meiner Absicht, das Rauchen aufzugeben.
	Ich bitte meine Umgebung, mich dabei zu unterstützen, das Rauchen aufzugeben.
	Ich erzähle den Leuten in meiner Umgebung von meinen Anstrengungen, das Rauchen aufzugeben.

Die Antwortkategorien umfassten fünfstufige Ratingskalen (1 = nie, 2 = selten, 3 = manchmal, 4 = häufig, 5 = immer). Für die Datenanalyse wurden Summenwerte der einzelnen Prozesse gebildet, welche die Häufigkeit der Verwendung dieser Strategien darstellen. Die Berechnung der Summenwerte erfolgte nur, wenn gültige Antworten für mindestens 80 % der Items vorlagen.

Die Skalen zur "Entscheidungsbalance" und zur "Selbstwirksamkeitserwartung" wurden mittels der Skalen nach Jäkle et al. (1999) erhoben.

Die Variable "Entscheidungsbalance" wurde über je 5 Items zu den Vorteilen und Nachteilen der Entscheidung, zu rauchen oder nicht zu rauchen, erfragt. Anhand der fünfstufigen Ratingskalen (1 = überhaupt nicht wichtig, 5 = sehr wichtig) wurden zwei Summenskalen zu den Vor- und Nachteilen des Nichtrauchens erstellt.

Die Selbstwirksamkeitserwartung wurde über 9 Items hinsichtlich der Zuversicht, in bestimmten Situationen auf das Rauchen verzichten zu können, erfasst. Die Zuversicht wurde auf einer fünfstufigen Skala (1 = überhaupt nicht zuversichtlich, 5 = sehr zuversichtlich) dargestellt. Aus den Items wurden 3 Subskalen (1 = Selbstwirksamkeit in positiven sozialen Situationen, 2 = Selbstwirksamkeit in habituellen Situationen, 3 = Selbstwirksamkeit in negativen sozialen Situationen) sowie eine Gesamtskala berechnet.

Der Fragebogen zur Mundhygiene enthielt Variablen zum Zahnstatus (Zahnzahl, Zustand der Zähne und Zahnfleisch) sowie zum selbst eingeschätzten Gesundheitszustand und zu Putzgewohnheiten der Patienten (vor allem Interdentalraumpflege). Da diese Variablen für diese Studie nicht von Bedeutung sind, soll hier nicht weiter darauf eingegangen werden (siehe Anhang: vollständiger Fragebogen).

4.2.3 Interventionen

In der Studie 2 sollte primär die Erreichbarkeit von Patienten für eine Intervention und im Unterschied zur Studie 1 nicht deren Wirksamkeit untersucht werden. Somit hatte die konkrete Ausgestaltung der Intervention keinen Einfluss auf die hier berücksichtigten Teilnahme- und Befragungsdaten. Um eine Vergleichbarkeit der Teilnahmeraten in beiden Studien sicherzustellen, wurde jedoch in beiden Studien in gleicher Weise angekündigt, dass mit der Studienteilnahme eine Intervention zum Thema Rauchen verbunden sei. Somit bestand auch in der Studie 2 die Verpflichtung, eine Intervention bereitzustellen.

4.2.3.1 Individualisierte Rückmeldebriefe

Die individuellen Rückmeldebriefe wurden durch ein computerbasiertes Expertensystem auf der Grundlage der Befragungsdaten erstellt. Ausgangspunkt für die Entwicklung des in der Studie eingesetzten Expertensystems war die bereits in der Hausarztstudie verwendete Software, welche an die aktuellen Bedürfnisse angepasst wurde. Im Unterschied zur Studie 1 wurde jedoch nur ein Beratungsbrief zugesandt.

Der 2- bis 4-seitige Brief, welcher ein normatives Feedback zu den Konstrukten „Stadium der Änderungsbereitschaft", „Entscheidungsbalance", „Selbstwirksamkeitserwartung" und „Prozesse der Verhaltensänderung" beinhaltete, wurde innerhalb einer Woche nach der Befragung im Institut für Epidemiologie und Sozialmedizin erstellt und den Probanden mit einem die Änderungsstadien betreffenden Set von Selbsthilfemanualen zugesandt (siehe Anhang: Beratungsbrief-Beispiel).

4.2.4 Rekrutierung der Zahnarztpraxen

Die ausgewählten Zahnarztpraxen bekamen zunächst schriftliche Informationen über die Studie. Im Anschluss wurde telefonisch Kontakt aufgenommen, um entweder zunächst einen Termin für ein persönliches Gespräch zu vereinbaren oder um den Erhebungszeitraum für die Studie in der jeweiligen Praxis abzuklären.

4.2.5 Rekrutierung der Patienten

Während des gesamten Erhebungszeitraumes von jeweils 2 Wochen waren Studienmitarbeiter in den teilnehmenden Praxen anwesend. Die personelle Ausstattung des Projektes erlaubte teilweise die gleichzeitige Erhebung in zwei Praxen. Es wurde grundsätzlich versucht, in beiden Wochen die regulären Sprechzeiten einzuhalten. Fielen aufgrund von Feiertagen, Urlaub oder Krankheit des Arztes Sprechzeiten aus, so wurde die Erhebung am gleichen Werktag einer der darauffolgenden Wochen nachgeholt.

Insgesamt wurden an 96 Tagen Erhebungen in den Zahnarztpraxen durchgeführt. Jeder Patient, der im Erhebungszeitraum die Praxis aufsuchte, wurde registriert, durch mündliche und schriftliche Informationen über die Studie aufgeklärt und bezüglich der Einschlusskriterien befragt. Wurden die Kriterien erfüllt, so bekam der rauchende Patient eine Einverständniserklärung zur Studienteilnahme und zur Speicherung der Adressdaten vorgelegt. Niemals- bzw. Exraucher wurden anonym befragt. Die Rekrutierung erfolgte je nach den räumlichen Gegebenheiten im Wartebereich oder am Empfangstresen. Zur Erhöhung der Teilnahmerate wurden die „Raucher" für den Aufwand der Fragebogenbeantwortung mit € 5,- in bar entschädigt.

4.2.6 Befragung der Patienten

Aufgrund der häufig sehr kurzen Wartezeiten war eine vollständige Befragung der teilnahmebereiten Patienten vor der Arztkonsultation nicht in jedem Fall möglich. Für jene Patienten bestand die Möglichkeit, den Fragebogen nach der Arztkonsultation zu vervollständigen oder diesen zu Hause auszufüllen und anschließend ans Institut zurückzusenden.

4.2.7 Befragung der Zahnärzt(e)innen

Zusätzlich zur Kernerhebung in den 10 ausgewählten Praxen wurden alle in Greifswald niedergelassen Zahnärzte (inkl. der teilnehmenden Ärzte) mit einem speziellen Fragebogen persönlich befragt, um zu überprüfen, ob die an der Stichprobe teilnehmenden Zahnärzt(e)innen alle Zahnärzte von Greifswald repräsentieren. Dabei wurden grundlegende Daten zur Person und zur zahnärztlichen Tätigkeit, wie Alter des Zahnarztes, Rauchstatus, Niederlassungsdauer, durchschnittliche Anzahl behandelter Patienten pro Quartal und evtl. Schwerpunktsetzung, erfasst. Außerdem wurde erfragt, ob die Patienten bereits über das Thema „Rauchen" beraten werden, der Rauchstatus der Patienten routinemäßig erfasst wird und die Zahnärzte schon an Fortbildungen zu diesem Thema teilgenommen haben. Abschließend wurden mögliche Barrieren und die Entscheidungsbalance hinsichtlich der Durchführung einer Rauchentwöhnungsberatung erhoben (Park et al., 2001).

4.2.8 Befragung der Praxismitarbeiter/-innen

In den 10 teilnehmenden Zahnarztpraxen wurden zusätzlich zu den Ärzten auch die Praxismitarbeiterinnen persönlich befragt. Hier wurde neben allgemeinen Angaben zur Person, wie Alter, Art der Ausbildung, Dauer der Anstellung in der jeweiligen Praxis und deren Aufgabenbereich, erfragt, ob diese bereits an einer Weiterbildung zur Raucherentwöhnung teilgenommen haben, ob der Rauchstatus der Patienten erhoben wird und durch wen dies geschieht. Zuletzt wurden mögliche Barrieren und die Entscheidungsbalance hinsichtlich der Durchführung einer Raucherentwöhnungsberatung erhoben (Park et al., 2001).

4.3 Methodik der Datenauswertung

In den folgenden beiden Abschnitten werden die Methoden der Datenerfassung sowie der Datenauswertung dargestellt.

4.3.1 Datenerfassung

Bei der Erfassung der Fragebögen wurden Konsistenzprüfungen direkt bei der Eingabe der Daten vorgenommen. Diese beinhalteten die Vorgabe gültiger Werte und die Automatisierung von Sprüngen im Fragebogenverlauf. Zur Vermeidung von Personenverwechslungen musste die Patientenidentifikationsnummer zu Beginn und am Ende der Erfassung eines jeden Fragebogens eingegeben werden. Die Speicherung der Daten erfolgte nur bei jeweils identischen Eingaben. Besonderer Wert wurde weiterhin auf die ergonomische Gestaltung der Erfassungsmasken gelegt. Diese waren dem Papierfragebogen entsprechend grafisch gestaltet. Für die Codierung von problematischen Fragebogenangaben stand ein entsprechendes schriftliches Regelwerk zur Verfügung. Hier waren beispielsweise die verschiedenen Codierungen für fehlende Werte, Doppelnennungen oder nicht eindeutiges Antwortverhalten vorgegeben.

Zur Prüfung der Fehlerrate der Datenerfassung wurden 100 % der Zahnarzt-Fragebögen und 25 % der Hausarzt-Fragebögen doppelt erfasst. Bei der Zweiteingabe wurde sichergestellt, dass jeweils ein anderer Erfasser als bei der Ersteingabe die Dateneingabe vornahm.

Jeder Datensatz wurde eingehend auf Konsistenzen geprüft. Die Prüfungen beinhalteten im Einzelnen:

- Abgleich redundanter Daten und Plausibilitätskontrollen innerhalb des Datensatzes,
- Prüfung der Codierungen aller Variablen auf Einhaltung des gültigen Wertebereichs,

- Prüfung von Filtersprüngen,
- Analyse von Missingwerten bezüglich item- oder individuumsspezifischer Häufungen.

Zur Bereinigung inkonsistenter Daten wurden alle weiteren verfügbaren Informationsquellen herangezogen. So wurde generell geprüft, ob ein Erfassungsfehler vorlag. Ließen sich bei Fehlcodierungen die korrekten Werte nicht anderweitig ermitteln oder eindeutig erschließen, erhielten die betreffenden Variablen eine speziell für diesen Fall vorgesehene Codierung.

4.3.2 Datenauswertung

Die statistische Auswertung der Daten erfolgte mit STATA Version 10 (Stata Corp LP, Texas, USA) und Microsoft Office Excel 2007 (Microsoft Corporation, Washington, USA). Für die Darstellung der Stichprobenstatistik wurden zunächst hausärztliche Praxen des gesamten Erhebungsgebietes zugrunde gelegt. Für die nachfolgenden vergleichenden Analysen mit der Stichprobe der zahnärztlichen Patienten wurden ausschließlich Patienten der Greifswalder Arztpraxen berücksichtigt. Somit wurden mögliche Unterschiede aufgrund unterschiedlicher Erhebungsregionen ausgeschlossen. Für vergleichende Analysen zum Rauchverhalten wurden darüber hinaus nur die Probanden einbezogen, welche angegeben hatten, in den letzten 4 Wochen täglich mindestens eine Zigarette geraucht zu haben, da die eingesetzten Erhebungsinstrumente z. T. nicht für Konsumenten anderer Tabakprodukte (Pfeife, Zigarre) oder sogenannte "Gelegenheitsraucher" konzipiert bzw. validiert sind.

Für die inferenzstatistischen Auswertungen wurden Chi^2-Tests, lineare Regressionsanalysen, der Mann-Whitney-U-Test sowie uni- und multivariate logistische Regressionsanalysen genutzt. Bei allen Auswertungen auf der Ebene der Patienten wurde das zugrunde liegende komplexe Stichprobendesign für die Schätzung der Stichprobenfehler berücksichtigt. Hierfür wurden die in STATA implementierten Survey-Methoden genutzt. Entsprechend wurden das zweistufige Ziehungsverfahren (Klumpenstichprobe) und die stratifizierte Ziehung für hausärztliche und zahnärztliche Praxen spezifiziert. Als Signifikanz-Niveau zur Prüfung von Unterschiedshypothesen wurde ein Alpha-Fehler von < 5 % festgelegt.

5 ERGEBNISSE

5.1 Patientenstichproben

Die Tabelle 5.1 zeigt eine Übersicht über die Erhebungen der beiden Studien. In den Hausarztpraxen wurden insgesamt 11 560 und in den Zahnarztpraxen 1818 konsekutive Konsultationen registriert. Nach Ausschluss von wiederholten Konsultationen derselben Person im Erhebungszeitraum in den jeweiligen Praxen (Wiederaufnahmen) verblieben 9896 bzw. 1457 Patienten. Um mögliche Verzerrungen durch Unterschiede in dem Erhebungsgebiet auszuschließen, wurde für die folgenden Analysen lediglich die Teilstichprobe der Greifswalder Hausarztpraxen berücksichtigt. Im Durchschnitt wurden, verglichen mit den zahnärztlichen Praxen, in den hausärztlichen Praxen signifikant mehr Konsultationen und Patienten pro Erhebungswoche registriert (Kruskal-Wallis-Test: Konsultationen, p=.049; Patienten, p=.028).

Tabelle 5.1: Vergleich der Datenerhebung in Studie 1 und 2

	Studie 1 - hausärztliche Praxen		Studie 2 - zahnärztliche Praxen
	Gesamtstichprobe	Teilstichprobe HGW	
EZ gesamt	02.04.2002-08.09.2003	02.04.2002-29.08.2003	13.10.2008-30.04.2009
EZ je Praxis	3 Wochen	3 Wochen	2 Wochen
Erhebungsgebiet	HGW, HST, LK	HGW	HGW
Anzahl Praxen	34	10	10
Konsultationen insgesamt	11 560	3365	1818
Wiederaufnahmen im EZ	1664	515	361
Patienten insgesamt	9896	2850	1457
Konsultationen/Woche und Praxis, M (SD)	113 (27)	112 (19)	91 (26)
Patienten/Woche und Praxis, M (SD)	97 (24)	95 (17)	73 (20)

EZ = Erhebungszeitraum, HGW = Stadt Greifswald, HST = Stadt Stralsund, LK = Landkreise Greifswald und Stralsund

Für die Wiederaufnahmen ergaben sich, verglichen mit den Zahnarztpraxen, niedrigere Raten in den hausärztlichen Praxen (15,3 % vs. 19,9 % aller Konsultationen). Zu berücksichtigen ist hierbei, dass der um eine Woche je Praxis längere Erhebungszeitraum in den hausärztlichen Praxen designbedingt höhere Wiederaufnahmeraten erwarten ließ. Entsprechend zeigte sich ein noch deutlicherer und statistisch hoch signifikanter Unterschied (Rao-Scott-korrigierter Chi²-Test p=.002) bei Beschränkung des berücksichtigten Erhebungszeitraumes in den hausärztlichen Praxen auf die jeweils ersten zwei Wochen (Wiederaufnahmerate in den hausärztlichen Praxen bei Berücksichtigung der ersten zwei Erhebungswochen: 12,1 % [294/2428]).

5.2 Erreichungsrate für das Screening und soziodemografische Merkmale der Screeningstichproben

Wie der Tabelle 5.2 zu entnehmen ist, konnten für 98,2 % der hausärztlichen und 95,2 % der zahnärztlichen Patienten die notwendigen Informationen zum Alter (Altersbereich 18-70 Jahre) und derzeitigen Rauchstatus erhoben werden. Für die Rate der Patienten mit vollständigen Screeninginformationen ergab sich damit ein statistisch signifikanter Unterschied zwischen beiden Stichproben (Rao-Scott-korrigierter Chi²-Test p=.001). Bei Betrachtung der Gründe für fehlende Screeninginformationen zeigten sich die numerisch größten Unterschiede für die Verweigerung des Patienten sowie studienlogistische Gründe (fehlende Angaben in der Studiendokumentation und die fehlende Ansprache des Patienten durch das Studienpersonal).

Tabelle 5.2: Erreichungsrate Screening und Ausfallgründe

	HA, n (%)	ZA, n (%)
Patienten insgesamt	2850 (100)	1457 (100)
Kein vollständiges Screening	51 (1,8)	70 (4,8)
davon:		
keine Angabe	23 (0,8)	0 (0,0)
zu krank	1 (0,03)	9 (0,6)
Sprachprobleme	2 (0,1)	0 (0,0)
kognitiv beeinträchtigt	1 (0,03)	9 (0,6)
nicht angesprochen	11 (0,4)	16 (1,1)
Screening verweigert	11 (0,4)	35 (2,4)
bereits Teilnehmer in anderer IES-Studie	1 (0,03)	1 (0,07)
inkonsistente Angaben	1 (0,03)	0 (0,0)
Vollständige Screeninginformationen vorhanden	2799 (98,2)	1387 (95,2)

HA = Hausarztstudie, ZA = Zahnarztstudie
IES = Institut für Epidemiologie und Sozialmedizin der Universität Greifswald

Unter den hausärztlichen Patienten waren 18,8 % (n = 525) und unter den zahnärztlichen Patienten 21,1 % (n = 292) jünger als 18 bzw. älter als 70 Jahre. Statistisch zeigte sich damit kein signifikanter Unterschied (Rao-Scott-korrigierter Chi^2-Test p=.36) für die Rate der Probanden im berücksichtigten Altersbereich. Wie der Tabelle 5.3 zu entnehmen ist, fand sich in der hausärztlichen Screeningstichprobe, verglichen mit der zahnärztlichen, ein numerisch, aber statistisch nicht signifikant erhöhter Anteil von Männern und älteren Patienten.

Tabelle 5.3: Alters- und Geschlechtsverteilung der 18- bis 70-jährigen Patienten der Screeningstichproben

Variable		HA, n = 2274	ZA, n = 1095	p*
Geschlecht	männlich n (%)	1017 (44,7)	443 (40,5)	.25
	weiblich n (%)	1256 (55,3)	652 (59,5)	
	keine Information, n	1	0	
Alter, n (%)	18-30	564 (24,8)	314 (29,3)	.14
	31-40	306 (13,5)	167 (15,6)	
	41-50	445 (19,6)	222 (20,7)	
	51-60	375 (16,5)	197 (18,4)	
	61-70	581 (25,6)	171 (16,0)	
	keine Information	3	24	
Alter, M (SD)		45,2 (16,5)	42,8 (15,3)	.29

*Rao-Scott-korrigierter Chi²-Test bzw. adjustierter Wald-Test

5.3 Prävalenz des Tabakrauchens

Für den erfassten Altersbereich der 18- bis 70-Jährigen ergab sich unter den hausärztlichen Probanden insgesamt eine Prävalenz des derzeitigen Tabakrauchens von 33,2 % (754/2274; 95 %-Konfidenzintervall: 26,9 %-40,3 %) und unter den zahnärztlichen Patienten von 27,9 % (306/1095; 95 %-Konfidenzintervall: 25,5 %-30,5 %). Damit fand sich sowohl für die Gesamtstichproben (Rao-Scott-korrigierter Chi²-Test p=.15) als auch für die Subgruppe der Frauen (Frauen hausärztliche Stichprobe 28,0 % [352/1256], Frauen zahnärztliche Stichprobe 25,1 % [165/652]; Rao-Scott-korrigierter Chi²-Test p=.46) kein signifikanter Unterschied in der Raucherrate zwischen den Stichproben. In der Subgruppe der Männer fanden sich erhöhte Raucherraten in der hausärztlichen Stichprobe (Männer hausärztliche Stichrobe 39,5 % [402/1017], Männer zahnärztliche Stichprobe 31,8 % [141/443]; Rao-Scott-korrigierter Chi²-Test p=.04).

Wie der Abbildung 5.1 zu entnehmen ist, zeigte sich sowohl bei männlichen als auch bei weiblichen Patienten in der hausärztlichen Praxis eine Abnahme der Raucherraten mit zunehmendem Alter, während sich unter den zahnärztlichen Patienten erst für die Altersgruppen von 51 bzw. 41 Jahren oder älter geringere Prävalenzraten ergaben. Weiterhin zeigten sich verglichen mit männlichen Patienten unter Frauen geringere Prävalenzraten. Unterschiede in der Raucherprävalenz zwischen der zahnärztlichen und hausärztlichen Stichprobe traten insbesondere in den jüngeren Altersgruppen auf.

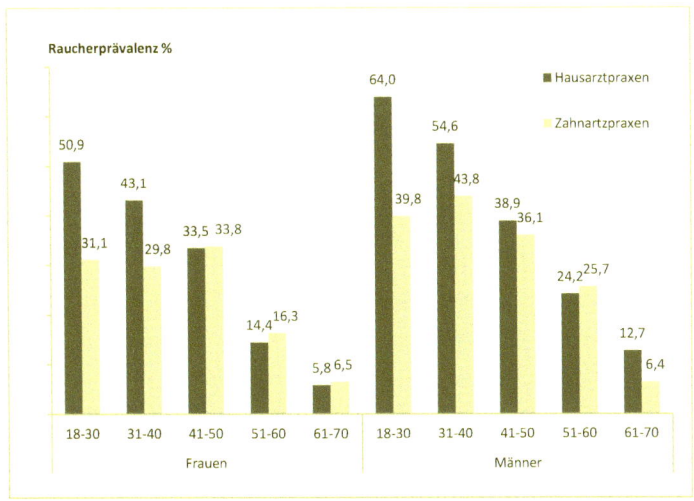

Abbildung 5.1: **Prävalenz des derzeitigen Rauchens nach Alter und Geschlecht in beiden Stichproben**

Die in Tabelle 5.4 dargestellte multivariate logistische Regressionsanalyse zeigte bei statistischer Kontrolle der hoch signifikanten Einflussfaktoren Alter und Geschlecht einen ebenfalls hoch signifikanten Zusammenhang zwischen dem Setting und dem derzeitigen Rauchstatus als abhängige Variable (zahnärztliche vs. hausärztliche Praxis).

Tabelle 5.4: **Multivariate logistische Regression zum Zusammenhang von Rauchstatus, Alter, Geschlecht und Setting**

Variable		OR (95 %-CI)	p*
Geschlecht	männlich	Referenzkategorie	<.001
	weiblich	1,6 (1,3-1,9)	
Alter	18-30	Referenzkategorie	<.001
	31-40	0,8 (0,6-1,1)	
	41-50	0,6 (0,4-0,7)	
	51-60	0,2 (0,2-0,3)	
	61-70	0,1 (0,06-0,12)	
Setting	Hausarztpraxis	Referenzkategorie	<.001
	Zahnarztpraxis	0,65 (0,5-0,8)	

Abhängige Variable codiert mit 0 = derzeit nicht Raucher und 1 = derzeit Raucher; 95 %-CI = 95 %-Konfidenzintervall

* adjustierte Wald-Tests zur Berücksichtigung des Stichprobendesigns

5.4 Bereitschaft der Raucher zur Interventionsteilnahme

Insgesamt erfüllten 1018 der derzeit Tabak rauchenden und 18 bis 70 Jahre alten Patienten die Einschlusskriterien für die Teilnahme an der Intervention (vgl. Tabelle 5.5). Wie der Tabelle 5.5 zu entnehmen ist, zeigte sich zwischen beiden Stichproben mit einer Teilnehmerrate von jeweils 78 % unter den eingeschlossenen Probanden kein Unterschied (Rao-Scott-korrigierter Chi^2-Test p=.93).

Tabelle 5.5: Erfüllen der Einschlusskriterien und Bereitschaft zur Interventionsteilnahme

	HA n (%)	ZA n (%)
Raucher 18-70 Jahre	754 (100)	306 (100)
Ausgeschlossene insgesamt	39 (5,2)	3 (1,0)
davon:		
zu krank	11 (1,5)	1 (0,3)
unzureichende Sprachkenntnisse	4 (0,5)	0 (0,0)
kognitiv beeinträchtigt	10 (1,3)	2 (0,7)
bereits Teilnehmer in anderer IES Studie	14 (1,9)	0 (0,0)
Eingeschlossene insgesamt	715 (100)	303 (100)
davon:		
nicht teilnahmebereit	156 (21,8)	67 (22,1)
teilnahmebereit	559 (78,2)	236 (77,9)

HA = Hausarztstudie, ZA = Zahnarztstudie
IES = Institut für Epidemiologie und Sozialmedizin der Universität Greifswald

Die in der Tabelle 5.6 dargestellte multivariate logistische Regression zeigt, dass die Teilnahmebereitschaft in keinem statistisch signifikanten Zusammenhang mit Geschlecht und der Zugehörigkeit zur hausärztlichen bzw. zahnärztlichen Stichprobe stand. Statistisch signifikante geringere Teilnahmeraten ergaben sich mit zunehmendem Alter.

Tabelle 5.6: Multivariate logistische Regression zum Zusammenhang von Teilnahmebereitschaft, Alter, Geschlecht und Setting

Variable		OR (95 %-CI)	p*
Geschlecht	männlich	Referenzkategorie	.122
	weiblich	1,3 (0,9-1,7)	
Alter	18-30	Referenzkategorie	<.001
	31-40	0,6 (0,3-1,1)	
	41-50	0,4 (0,2-0,7)	
	51-60	0,1 (0,1-0,3)	
	61-70	0,1 (0,1-0,3)	
Setting	Hausarztpraxis	Referenzkategorie	.433
	Zahnarztpraxis	0,65 (0,5-0,8)	

Abhängige Variable codiert mit 0 = nicht teilnahmebereit und 1 = teilnahmebereit; 95 %-CI = 95 %-Konfidenzintervall; * adjustierte Wald-Tests zur Berücksichtigung des Stichprobendesigns

5.5 Vergleichende Analysen zum Rauchverhalten

Für die vergleichenden Analysen in Bezug auf das Rauchverhalten und die soziodemografischen Merkmale wurde die Stichprobe auf teilnehmende Patienten beschränkt, die angaben, in den letzten 4 Wochen täglich mindestens eine Zigarette geraucht zu haben. Die Beschränkung auf täglich Zigaretten rauchende Patienten wurde vorgenommen, da einzelne Items und Konstrukte im Zusammenhang mit dem Rauchverhalten von Konsumenten anderer Tabakprodukte oder Gelegenheitsrauchern nicht sinnvoll zu beantworten waren bzw. die Validität der Angaben fraglich war. Insgesamt umfasst die Analysestichprobe damit 506 haus- und 202 zahnärztliche Patienten.

Zur inferenzstatistischen Prüfung der Unterschiede zwischen den hausärztlichen und zahnärztlichen Patienten wurden zunächst univariate logistische Regressionen durchgeführt.

5.5.1 Univariate logistische Regression

Für die Regression wurden die kategorialen Variablen "Schulbildung" und "Stadium der Verhaltensänderung" in Dummy-Variablen umcodiert. Die Variable "höchster allgemeinbildender Schulabschluss" wurde anhand der Dauer der für den jeweiligen Abschluss üblichen Schulzeit in die Kategorien unter 10 Jahre (Referenzkategorie), 10 Jahre und über 10 Jahre recodiert. Bei den Stadien der Verhaltensänderung wurden die beiden Stadien Absichtsbildung und Vorbereitung zusammengefasst, da die Zellbesetzungen im Stadium Vorbereitung zu gering waren.

Die Tabelle 5.7 zeigt die Ergebnisse der univariaten logistischen Regression für die soziodemografischen Merkmale. Verglichen mit den hausärztlichen waren die zahnärztlichen Interventionsteilnehmer statistisch signifikant älter, häufiger weiblich und hatten häufiger eine Schulbildung von mehr als

10 Jahren. Keine signifikanten Unterschiede ergaben sich für das Merkmal „Leben in fester Partnerschaft".

Tabelle 5.7: Univariate Regressionen der soziodemografischen Variablen

Variable	HA n = 506	ZA n = 202	OR	P	95 %-CI
Geschlecht, n (%)			1,57	.005	1,17-2,11
männlich	267 (52,8)	84 (41,6)			
weiblich	239 (47,2)	118 (58,4)			
keine Info	0 (0)	0 (0)			
Alter, M (SD)			1,02	.003	1,01-1,04
gesamt	33,1 (13,2)	36,8 (12,1)			
keine Info, n (%)	0 (0)	1 (0,5)			
Feste Partnerschaft, n (%)			0,79	.252	0,51-1,21
Ja	318 (62,9)	140 (69,3)			
Nein	162 (32,0)	56 (27,7)			
keine Info	26 (5,1)	6 (3,0)			
Schulbildung* (Jahre), n (%)					
< 10 J.	147 (29,1)	29 (14,4)	Referenzkategorie		
10 J.	260 (51,4)	118 (58,4)	2,30	<.001	1,57-3,37
> 10 J.	84 (16,6)	47 (23,3)	2,84	<.001	1,71-4,70
keine Info	15 (2,9)	8 (3,9)			

HA = Hausarztstudie, ZA = Zahnarztstudie, OR = Odds-Ratio, 95 %-CI = 95 %-Konfidenzintervall;
*Variable für Regression als Dummy-Variable mit <10 Jahre als Referenzvariable umcodiert

Wie der Tabelle 5.8 zu entnehmen ist, ergaben sich in der univariaten Betrachtung keine signifikanten Unterschiede zwischen den rauchenden Patienten der Hausarzt- und Zahnarztpraxen im Hinblick auf das Alter bei Beginn des regelmäßigen Rauchens, die Schwere der Nikotinabhängigkeit und die Stadien der Verhaltensänderung.

Tabelle 5.8: Univariate Regression der Raucher-Variablen

Variable	HA n = 506	ZA n = 202	OR	P	95 %-CI
Alter bei Beginn des tgl. Rauchens			1,03	.125	0,99-1,08
M (SD)	16,4 (3,9)	17,0 (4,9)			
keine Information, n (%)	6 (1,2)	1 (0,5)			
Nikotinabhängigkeit			0,93	.076	0,86-1,01
M (SD)	3,6 (2,1)	3,3 (2,2)			
keine Information, n (%)	17 (3,4)	8 (4,0)			
Anzahl ernsthafter Abstinenzversuche im letzten Jahr			0,97	.676	0,84-1,12
M (SD)	0,7 (1,3)	0,6 (1,5)			
keine Information, n (%)	1 (0,2)	1 (0,5)			
TTM-Stadium*			0,76	.103	0,55-1,06
Absichtslosigkeit, n (%)	330 (65,2)	145 (71,8)			
Absichtsbildung und Vorbereitung, n (%)	167 (33,0)	56 (27,7)			
keine Information, n (%)	9 (1,8)	1 (0,5)			

HA = Hausarztstudie, ZA = Zahnarztstudie, OR = Odds-Ratio, 95 %-CI = 95 %-Konfidenzintervall;
*Variable für Regression umcodiert (Absichtsbildung und Vorbereitung zusammengefasst)

Betrachtet man die Prozesse der Verhaltensänderung (vgl. Tabelle 5.9) finden sich signifikante Unterschiede bei der Skala "Kontrolle persönlicher Umwelt". Von Probanden der Zahnarztpraxis wurden damit beispielsweise Strategien wie "Ich vermeide es, Zigaretten mit mir herumzutragen" häufiger genutzt.

Tabelle 5.9: Univariate Regression der Prozessskalen

Variable	HA n = 506	ZA n = 202	OR	P	95 %-CI
Gegenkonditionierung, M (SD)			1,00	.990	0,82-1,22
M (SD)	2,2 (0,8)	2,2 (0,7)			
keine Information, n (%)	17 (3,4)	4 (2,0)			
Risikowahrnehmung, M (SD)			0,97	.723	0,82-1,15
M (SD)	2,8 (1,0)	2,8 (1,0)			
keine Information, n (%)	18 (3,6)	3 (1,5)			
Selbstverpflichtung, M (SD)			0,93	.380	0,77-1,11
M (SD)	3,0 (1,0)	3,0 (0,9)			
keine Information, n (%)	26 (5,1)	2 (1,0)			
Kontrolle pers. Umwelt, M (SD)			1,23	.033	1,02-1,50
M (SD)	2,3 (0,8)	2,4 (0,7)			
keine Information, n (%)	9 (1,8)	2 (1,0)			
Nutzen hilf. Beziehungen, M (SD)			0,88	.167	0,74-1,06
M (SD)	1,9 (0,9)	1,8 (0,9)			
keine Information, n (%)	20 (4,0)	2 (1,0)			

HA = Hausarztstudie, ZA = Zahnarztstudie, OR = Odds-Ratio, 95 %-CI = 95 %-Konfidenzintervall

Bei der Skala der Entscheidungsbalance liegt mit einem P-Wert von .034 ein Unterschied bezüglich der Wichtigkeit von Nachteilen des Nichtrauchens zwischen den Studien vor (vgl. Tabelle 5.10).

Für die Skalen der Selbstwirksamkeitserwartung ergaben sich keine signifikanten Unterschiede.

Tabelle 5.10: Univariate Regression der Entscheidungsbalance und Selbstwirksamkeitserwartung

Variable	HA n = 506	ZA n = 202	OR	P	95 %-CI
Nachteile des Nichtrauchens			1,22	.034	1,02-1,46
M (SD)	2,6 (0,8)	2,7 (0,7)			
keine Information, n (%)	27 (5,3)	6 (3,0)			
Vorteile des Nichtrauchens			1,09	.281	0,93-1,29
M (SD)	2,9 (1,2)	3,0 (1,1)			
keine Information, n (%)	26 (5,1)	5 (2,5)			
Selbstwirksamkeit pos.			0,85	.063	0,71-1,01
M (SD)	2,5 (1,1)	2,3 (1,0)			
keine Information, n (%)	41 (8,1)	10 (5,0)			
Selbstwirksamkeit hab.			1,01	.903	0,88-1,16
M (SD)	3,1 (1,0)	3,1 (1,0)			
keine Information, n (%)	30 (5,9)	6 (3,0)			
Selbstwirksamkeit neg.			0,98	.762	0,84-1,14
M (SD)	2,6 (1,1)	2,5 (1,0)			
keine Information, n (%)	30 (5,9)	9 (4,5)			
Selbstwirksamkeit gesamt			0,93	.451	0,77-1,13
M (SD)	2,7 (0,8)	2,7 (0,8)			
keine Information, n (%)	30 (5,9)	7 (3,5)			

HA = Hausarztstudie, ZA = Zahnarztstudie, OR = Odds-Ratio, 95 %-CI = 95 %-Konfidenzintervall

5.5.2 Multivariate logistische Regression

Zur Überprüfung des eigenständigen Erklärungswertes der einzelnen in den voranstehenden univariaten Analysen geprüften soziodemografischen Merkmale und Variablen des Rauchverhaltens wurde eine multivariate, logistische Regression durchgeführt, und zwar eine schrittweise Rückwärts-Vorwärts-Regression. Das Anfangsmodell enthielt alle Prädiktoren mit einem P-Wert <0.2 in der univariaten Regression. Im nächsten Schritt wurden sukzessive die Variablen aus dem Modell entfernt, die den größten p-Wert hatten, bis alle verbleibenden Prädiktoren mit p<.05 signifikant waren. Im Anschluss wurden alle entfernten Variablen einzeln erneut im Modell auf signifikanten Einfluss getestet.

Tabelle 5.11: Finales multivariates logistisches Regressionsmodell

Variable	OR	P	95 %-CI
Nikotinabhängigkeit nach FTND	0,90	.044	0,81-1,00
Nachteile des Nichtrauchens	1,39	.025	1,05-1,85
Alter	1,03	.001	1,01-1,04
Schulbildung			
< 10 Jahre		Referenzkategorie	
=10 Jahre, n (%)	2,37	.001	1,53-3,69
>10 Jahre, n (%)	2,80	.001	1,63-4,80

Codierung der Kriteriumsvariable: Hausarztpatient = 0, zahnärztlicher Patient = 1; OR = Odds-Ratio, 95 %-CI = 95 %-Konfidenzintervall; berücksichtigt wurden n = 635 Patienten mit gültigen Angaben auf allen im Modell berücksichtigten Variablen.

Die Tabelle 5.11 zeigt die Ergebnisse des finalen multivariaten logistischen Regressionsmodells. Bei statistischer Kontrolle des Einflusses aller übrigen Prädiktoren im Modell ergab sich eine signifikant erhöhte Chance der Zugehörigkeit zur Zahnarztpraxenstichprobe bezüglich höherer Bewertung von Nachteilen des Nichtrauchens, höheren Alters und höherer Schulbildung. Signifikant geringer hingegen war die Chance der Zugehörigkeit zur Zahnarztpraxenstichprobe bei höherem Grad der Nikotinabhängigkeit; d. h., bei Konstanthaltung aller übrigen Prädiktoren im Modell verringerte sich die Chance, der Zahnarztstichprobe anzugehören, um den Faktor 0,9 je Punkt Zunahme im Summenscore des FTND.

5.6 Ergebnisse der Zahnarztbefragungen

Die persönliche Befragung aller 35 in Greifswald niedergelassenen Zahnärztinnen (n = 18) und Zahnärzte (n = 17) ergab, dass lediglich knapp die Hälfte der Befragten routinemäßig den Rauchstatus bei der Erstkonsultation erfragten (vgl. Tab. 5.12).

Tabelle 5.12: Wird in Ihrer Praxis bei Patienten, die sich zum ersten Mal vorstellen, der Rauchstatus erfragt?

	n (%)
Ja, bei jeder Erstvorstellung	16 (45,7)
Ja, gelegentlich	10 (28,6)
Nein, nie	9 (25,7)

Wie in Tabelle 5.13 dargestellt, gab jeder Siebte an, rauchenden Patienten grundsätzlich eine Beratung anzubieten. Die Mehrheit jedoch gab an, niemals das Angebot einer Beratung zum Thema Rauchen zu machen.

Tabelle 5.13: Wie häufig bieten Sie Patienten, von denen bekannt wird, dass sie rauchen, eine Beratung zum Rauchen an?

	n (%)
Nie	20 (57,1)
Selten	3 (8,6)
Gelegentlich	4 (11,4)
Oft	3 (8,6)
Immer	5 (14,3)

Dementsprechend gering wurde von den befragten Zahnärztinnen und Zahnärzten die Bedeutung eingeschätzt, rauchende Patienten regelmäßig zum Thema Tabakkonsum zu beraten (vgl. Tab. 5.14).

Tabelle 5.14: Für wie wichtig halten Sie es, allen rauchenden Patienten der zahnärztlichen Praxis mindestens 1-mal im Jahr eine Kurzberatung zum Rauchen anzubieten?

Skala	n (%)
1= Überhaupt nicht wichtig	6 (17,1)
2	9 (25,7)
3	6 (17,1)
4	7 (20,0)
5= Sehr wichtig	6 (17,1)
keine Information	1 (2,9)

Die Tabelle 5.15 fasst die über eine Freitextangabe erfassten Voraussetzungen für die Durchführungen einer jährlichen Rauchberatung zusammen. Am häufigsten wurde dabei das Vorliegen eines besonderen Beratungsbedarfs aufgrund von tabakassoziierten Erkrankungen oder hohen Tabakkonsums, einer Kostenübernahme und von angemessenen Interventionsroutinen genannt. Weitere Nennungen hoben auf die Aspekte Patientenmotivation, ärztliche Kompetenz bzw. Fortbildung ab.

Tabelle 5.15: Welche Voraussetzungen müssten erfüllt sein, damit Sie allen Rauchern mindestens 1-mal im Jahr eine Kurzberatung zum Rauchen anbieten?

Voraussetzungen	n
Zahnfleisch- und Herz-Kreislauf-Erkrankungen	9
Kosten müssen von der Krankenkasse übernommen werden.	9
Voraussetzungen müssen erfüllt sein: standardisierter Ablauf, genormte und einfache Fragebögen, Infomaterial.	9
Bereitschaft, Akzeptanz, Compliance des Patienten müssen vorhanden sein.	6
Fachliche Kompetenz/Fortbildungen werden angeboten.	6
mehr Behandlungszeit	4
Patient muss starker Raucher sein.	3
liegt in der Verantwortung des Patienten	2

6 DISKUSSION

6.1 Beschränkungen der eigenen Methodik

Zunächst sollen mögliche Einschränkungen dieser Studie dargelegt werden. Die in der Studie 1 (Raucherintervention in Hausarztpraxen) und in der Studie 2 (Raucherintervention in Zahnarztpraxen) untersuchten Stichproben wurden in der Hansestadt Greifswald erhoben. Die Stadt Greifswald ist eine kleine Universitätsstadt in Nordostdeutschland mit über 12 000 Studenten (Statistisches Bundesamt, 2010). Bei einer Bevölkerungszahl von 54 362 Einwohnern (Statistisches Amt Mecklenburg-Vorpommern, 2010) hat Greifswald damit einen hohen Anteil an Studenten. Somit ist bei einer Verallgemeinerung der Ergebnisse auf die gesamte Bevölkerung Deutschlands zu beachten, dass das Durchschnittsalter deutscher Studenten bei 25 Jahren liegt und demnach im Vergleich zu anderen deutschen Städten ggf. mit abweichenden Patientenzahlen im Altersbereich von 18-30 Jahren zu rechnen ist (vgl. Tabelle 5.3). Zusätzlich zu den möglichen Abweichungen in der Altersverteilung ist aufgrund der Universität mit einer durchschnittlich höheren Schulausbildung zu rechnen. Studien zufolge führt eine höhere Schulausbildung zu einer höheren Teilnahmerate (Meyer et al., 2002). Weiterhin ist zu beachten, dass Personen unter 18 und über 70 Jahre ausgeschlossen wurden. Über die lokalen Besonderheiten der Bevölkerungszusammensetzung hinaus sind auch regionale Unterschiede in der Prävalenz des Tabakrauchens bekannt. So war Mecklenburg-Vorpommern nach Daten des Mikrozensus 2005 das Bundesland mit der höchsten Raucherrate (Statistisches Bundesamt, 2006). Entsprechend sind mögliche Verzerrungen bei der Verallgemeinerung der Prävalenzdaten auf das gesamte Bundesgebiet und die gesamte Bevölkerung zu bedenken.

Die in beiden Studien verwendeten Daten basierten ausschließlich auf Selbstaussagen der Probanden. Es lässt sich nicht überprüfen, ob die Probanden wahrheitsgemäß den Fragebogen ausgefüllt haben. Falschaussagen, Untertreibungen oder Leugnungen könnten weitere Fehlerquellen darstellen. Eine Studie von Velicer et al. (1992) über Selbstaussagen zum Rauchverhalten zeigte jedoch, dass diese in Bevölkerungsbefragungen sehr genau sind. Weitere Fehlerquellen könnten in den weit auseinanderliegenden Erhebungszeiträumen liegen. Die Studie 1 wurde bis September 2003 erhoben, die Studie 2 ab Oktober 2008. Von 2003 bis 2008 sind in Deutschland einige gesetzliche Regelungen verabschiedet worden, welche möglicherweise die Raucherprävalenz oder andere Faktoren des Tabakkonsums beeinflusst haben. Die wichtigsten sollen an dieser Stelle genannt werden:

1. deutliche Tabaksteuererhöhung,
2. Schaffung einer rauchfreien Umwelt: Ausdehnung des Rauchverbots in der Öffentlichkeit, am Arbeitsplatz und in der Gastronomie,
3. Warnhinweise auf Zigarettenschachteln.

Die Tabaksteuererhöhung führte zwar zu einem enormen Rückgang des Absatzes von Zigaretten, sie hat jedoch hauptsächlich zu einer verminderten Raucherrate bei Jugendlichen im Alter von 12 bis 17 Jahren geführt (Deutsches Krebsforschungszentrum [DKFZ] und Institut für Gesundheitsökonomie und Klinische Epidemiologie der Universität zu Köln, 2005). Die Ausdehnung des Rauchverbots in der Öffentlichkeit führte einer Bewertung von über 900 internationalen Studien zufolge zu einer Verminderung des Passivrauchens. Am Arbeitsplatz sank die Anzahl täglich gerauchter Zigaretten um 2-4 Stück, ein Zusammenhang zu einer verminderten Tabakabhängigkeit ist jedoch nicht belegt. Rauchverbote in der Öffentlichkeit senkten wiederum den Tabakkonsum überwiegend bei Jugendlichen (Deutsches Krebsforschungszentrum [DKFZ], 2008). Warnhinweise auf Zigarettenschachteln sind in Deutschland in Textform eingeführt worden. Einer Auswertung von 9 Studien zufolge verbessern solche Warnhinweise in erster Linie das Wissen über gesundheitliche Folgen des Rauchens und können im zweiten Schritt zu einer Änderung des Rauchverhaltens motivieren (Deutsches Krebsforschungszentrum [DKFZ], 2009a). Die zwischen den beiden Studien eingeführten Maßnahmen zur Tabakkontrolle in Deutschland beeinflussen die Vergleichbarkeit daher nur geringfügig. Bei der in Zahnarztpraxen durchgeführten Studie 2 wurde im Unterschied zu der in Hausarztpraxen durchgeführten Studie 1 die Effektivität der als Intervention eingesetzten computergenerierten Beratungsbriefe nicht geprüft. In Ermangelung einer Nachuntersuchung der Patienten und einer Kontrollgruppe konnten somit Effekte in Hinblick auf Tabakabstinenz bei Durchführung der Intervention im Setting der zahnärztlichen Praxen nicht direkt untersucht werden. Die Übertragung der Vorbefunde zur Effektivität aus den hausärztlichen Praxen ist zwar plausibel, da sich bez. wesentlicher Merkmale insgesamt nur geringe Unterschiede zu den Interventionsteilnehmern aus den zahnärztlichen Praxen gezeigt haben, aber nicht zwangsläufig gegeben. So könnten sich beispielsweise in Abhängigkeit vom jeweiligen Absender des Beratungsbriefes (Hausarzt vs. Zahnarzt) Veränderungen relevanter psychologischer Prozesse ggf. erst nach dem Arztbesuch vollziehen und damit Einflüsse des Settings erst nach einer Latenzphase wirksam werden. Trotz Nutzung eines etablierten Modells zur Beschreibung des Verhaltensänderungsprozesses und der Erfassung weiterer ergänzender Konstrukte, wie etwa der Nikotinabhängigkeit, besteht grundsätzlich die Möglichkeit, dass relevante Patientenmerkmale nicht erfasst und somit Unterschiede zwischen zahnärztlichen und hausärztlichen Patienten nicht entdeckt werden konnten.

6.2 Diskussion der Ergebnisse

6.2.1 Erreichbarkeit von Rauchern

Die dargestellten Ergebnisse zeigen, dass verglichen mit den zahnärztlichen Praxen ein höheres wöchentliches Patientenaufkommen in den hausärztlichen Praxen zu verzeichnen war, welches sich durch höhere Konsultationszahlen und geringere Wiederaufnahmeraten erklärt. Trotz einer geringfügig höheren Bereitschaft der hausärztlichen Patienten, Angaben über den Rauchstatus zu machen, zeigte sich, dass unter den gegebenen Studienbedingungen für nahezu alle Patienten die notwendigen Screeninginformationen erfasst werden konnten. Beim Erfragen des Rauchstatus durch den Zahnarzt oder nichtärztliche Praxismitarbeiter im Rahmen der Routinebehandlung waren Auskunftsverweigerungen damit praktisch nicht zu erwarten, da etwaige Bedenken in Hinblick auf Datenschutzaspekte bei dem in der Studie eingesetzten externen Forschungspersonal mutmaßlich häufiger auftreten.

Auch bezüglich der Prävalenz des betrachteten Risikofaktors Tabakrauchen ergeben sich etwas niedrigere Raten in der zahnärztlichen Praxis bei alters- und geschlechtsadjustierter Betrachtung. Aufgrund der dargestellten erheblichen Assoziation des Rauchstatus mit Alter und Geschlecht ist es für eine vergleichende Betrachtung mit Ergebnissen aus Allgemeinbevölkerungsstichproben grundsätzlich notwendig, demografische Merkmale einzubeziehen. Eine Auswertung des Mikrozensus aus dem Jahr 2005 für die 18- bis 70-jährige Allgemeinbevölkerung Mecklenburg-Vorpommerns ergab eine Raucherprävalenz von 40,7 % für Männer und 28,8 % für Frauen (Meyer et al., 2008b). Im Vergleich zu den Raucherprävalenzen unter den Patienten der Greifswalder Hausärzte ergaben sich damit nur sehr geringe Unterschiede. Bezieht man auch die Hausarztpraxen im Umland Greifswalds mit ein, so wiesen Analysen tendenziell niedrigere Prävalenzraten verglichen mit der

Gesamtbevölkerung Mecklenburg-Vorpommerns nach, wobei sich für die Gruppe der unter 30-Jährigen gegenteilige Befunde fanden (Meyer et al., 2008b). Im Vergleich zu den vorliegenden Raucherraten aus den zahnärztlichen Praxen lagen die genannten Schätzungen für die Allgemeinbevölkerung höher. So ergaben sich Unterschiede von 9 Prozentpunkten für Männer und von 4 Prozentpunkten für Frauen. Berücksichtigt man weiterhin, dass durch die Wahl des Erhebungsgebietes primär eine städtische und im Landesdurchschnitt besonders junge Bevölkerung über die Zahnarztpraxen eingeschlossen wurde, wären bei Berücksichtigung auch ländlicher Zahnarztpraxen noch größere Unterschiede zu erwarten. Dabei scheint es wenig wahrscheinlich, dass der im voranstehenden Abschnitt beschriebene säkulare Trend zu sinkenden Raucherraten aufgrund der Einführung von Maßnahmen der Tabakkontrolle den dargestellten Unterschied vollständig erklärt. So ergibt sich auf der Grundlage der Gesundheitssurveys des Robert-Koch-Institutes, das die Raucherrate in der Gruppe der 25- bis 69-Jährigen von Anfang der 1990er-Jahre bis zum Jahr 2009 bei den Männern lediglich um 2,9 Prozentpunkte gesunken und bei den Frauen sogar ein Anstieg um 2,8 Prozentpunkte zu verzeichnen war (Lampert und List, 2010). Betrachtet man die vorliegenden Erhebungen für die Jahre 2003 und 2009, so zeigt sich eine absolute Reduktion der Raucherrate um 1,8 % bei Männern und 2,5 % bei Frauen.

Zusammenfassend zeigen die Ergebnisse, dass grundsätzlich auch unter zahnärztlichen Patienten das Rauchen weit verbreitet ist, sodass ein konsekutives Screening aller Patienten hinreichend effizient scheint. Bezogen auf die einzelnen Praxen wird jedoch deutlich, dass über die hausärztliche Versorgung tendenziell eine größere Zahl von Rauchern erreicht werden kann. Dies ergibt sich durch einen höheren Patientendurchlauf und die höhere Prävalenz des Tabakrauchens. Dabei zeigt sich, dass insbesondere jüngere Raucher mit erhöhter Wahrscheinlichkeit in der hausärztlichen Praxis zu erreichen sind. Eine Hypothese, die diesen Zusammenhang erklären könnte, wäre, dass insbesondere jüngere Männer mit niedrigerer Bildung und früherem Eintritt in die Berufstätigkeit vermehrt den Hausarzt aufsuchen, da im Unterschied zu Studenten im Krankheitsfalle eine Arbeitsunfähigkeitsbescheinigung benötigt wird. Gleichzeitig ist zu vermuten, dass insbesondere bei jungen Patienten die Inanspruchnahme der zahnärztlichen Vorsorgeuntersuchung in höherem Ausmaß von besser gebildeten Patienten wahrgenommen wird. Bei Berücksichtigung des für das Rauchen bekannten sozialen Gradienten (Lampert und List, 2010) könnten somit die gefundenen Unterschiede in der Raucherprävalenz möglicherweise durch ein differenzielles Inanspruchnahmeverhalten verschiedener sozialer Schichten erklärt werden. Diese Hypothese ist jedoch mit den vorliegenden Daten nicht hinreichend prüfbar, da Sozialindikatoren in der hausärztlichen Stichprobe lediglich für die rauchenden Patienten erhoben wurden. Die unter den rauchenden hausärztlichen Patienten im Vergleich zu den rauchenden zahnärztlichen Patienten gefundene geringere schulische Bildung deutet jedoch in die genannte Richtung.

6.2.2 Teilnahmebereitschaft rauchender Patienten

In der Bereitschaft zur Teilnahme an der angebotenen Intervention ließen sich keine signifikanten Unterschiede zwischen den untersuchten Settings feststellen. Mit jeweils 78 % ergab sich in beiden Studien eine hohe Teilnahmerate. Die Teilnahmeraten sind insbesondere bemerkenswert, weil etwa zwei Drittel der teilnahmebereiten Probanden angaben, keine Intention zur Änderung des Rauchverhaltens in der näheren Zukunft zu hegen. Andere Studien über die proaktive Rekrutierung von Rauchern bestätigen diese Ergebnisse. Prochaska et al. (2001) erreichten in einer Studie eine Teilnahmerate von 80 %; Peterson et al. (2009) 88,8 %. Abweichende Teilnahmeraten zwischen 15-35 % fanden sich bei weniger proaktiv gestalteten Rekrutierungswegen (Lennox et al., 2001; Etter und Perneger, 2001).

Insgesamt zeigte sich die Kontaktaufnahme durch direkte persönliche Ansprache über Briefpost, Telefon oder Internet in Bezug auf die Teilnahmerate überlegen. Im Vergleich zu den proaktiven Maßnahmen erzielten Interventionen mit reaktiver Rekrutierung durchschnittlich nur eine Teilnahmerate von 1-5 % (Gilbert et al., 2007).

Proaktive Kurzinterventionen wurden den Ergebnissen zufolge damit in Zahnarztpraxen wie in Hausarztpraxen durch die Patienten in gleichem Ausmaß akzeptiert. Somit konnten die ersten beiden Faktoren bevölkerungswirksamer Interventionen, eine hohe Erreichbarkeit und Teilnahmerate, für beide Settings in Bezug auf den gewählten Interventionsansatz bestätigt werden.

6.2.3 Charakteristik der Interventionsteilnehmer

Die in der vorliegenden Arbeit durchgeführten Analysen zur Soziodemografie, zum Rauchverhalten und zu psychologischen Faktoren, die im Zusammenhang mit der Veränderung des Rauchverhaltens stehen, zeigten nur für wenige Merkmale Unterschiede. Die bei zahnärztlichen Patienten im Vergleich zu den hausärztlichen Patienten gefundene geringere Schwere der Nikotinabhängigkeit und die höhere Schulbildung sprechen für eine generell günstigere Prognose in Bezug auf eine zukünftige Tabakabstinenz. Studien, die diese Faktoren im Zusammenhang mit der Wirksamkeit von Kurzinterventionen untersucht haben, zeigten jedoch, dass Moderatoreffekte, d. h. differenzielle Effekte in Bezug auf die relative Wirksamkeit der hier eingesetzten Intervention, nicht zu erwarten sind (Haug et al., 2009). Entsprechend ist davon auszugehen, dass auch stärker nikotinabhängige und weniger gebildete Patienten verglichen mit unbehandelten Patienten von der genutzten Intervention profitieren. Unabhängig davon ist aber zu erwarten, dass sich Unterschiede in der absoluten Höhe der Abstinenzraten ergeben. Die geringere Bedeutung, die zahnärztliche verglichen mit hausärztlichen

Patienten den Nachteilen des Nichtrauchens zuordneten, war im Unterschied zu den voranstehenden Faktoren möglicherweise durch situative Einflüsse des Settings bedingt. Die Richtung des Effekts stützt die Hypothese, dass der motivationale Zustand beim Besuch eines Hausarztes verglichen mit einem Zahnarztbesuch tendenziell im Sinne eines „teachable moments" günstigere Voraussetzungen zum Voranschreiten in den Stadien der Verhaltensänderung bedingt. Entsprechend fand sich ein statistisch nicht signifikanter aber gleichsinniger Unterschied in Bezug auf den Anteil der Patienten im Stadium der Absichtslosigkeit, der unter den zahnärztlichen Interventionsteilnehmern knapp 7 Prozentpunkte über dem der hausärztlichen Patienten lag. Ohne Berücksichtigung des Einflusses des zweistufigen Stichprobendesigns wäre ein Effekt der genannten Größe bei dem vorliegenden Stichprobenumfang und dem zugrunde gelegten Alpha-Fehlerniveau von 5 % nur mit einer statistischen Power von 35 % zu entdecken. Insofern sind für eine abschließende Beurteilung eines möglicherweise motivationsfördernden Einflusses des Settings weitere Studien notwendig. Die Untersuchung der kurzfristigen Variabilität motivationaler Zustände und deren situativer Bedingtheit ist, auch in Bezug auf die Fortentwicklung des hier als theoretisches Rahmenkonzept genutzten TTM, ein bisher kaum empirisch erforschter Bereich mit möglicherweise hoher Relevanz für die Gestaltung und evidenzbasierte Implementation von Interventionen.

7 FAZIT UND AUSBLICK

In diesem Abschnitt sollen die Ergebnisse dieser Arbeit im Kontext einer flächendeckenden Implementierung des geprüften Interventionsmodells in Zahnarztpraxen vor dem Hintergrund möglicher Barrieren aufseiten der Zahnärzte diskutiert werden.

Die Ergebnisse zeigten, dass das Modell von TTM-gestützten Kurzinterventionen mit proaktiver Rekrutierung in primärmedizinischen Einrichtungen eine hohe Bevölkerungswirksamkeit beziehungsweise einen hohen Impact verspricht. Die Erreichungsquote sowie die Teilnahmerate von Rauchern sind hoch und die Effektivität von computergenerierten Kurzinterventionen ist zumindest für die hausärztliche Versorgung belegt. Die vorliegende Arbeit liefert dabei keine Anhaltspunkte, die gegen eine Übertragbarkeit der Ergebnisse zur Effektivität auf die zahnärztliche Versorgung sprächen. Weiterhin scheint dieses Interventionsmodell sehr gutes Potenzial als Frühintervention zu besitzen. Es bietet die Möglichkeit, rauchende Patienten in frühen Stadien der Motivationsbildung und vor der Manifestation von gesundheitlichen Schäden zu erreichen.

Unter Betrachtung der in Kapitel 2.4 dargestellten Bedingungen von Zahnärzten für eine Einführung von Raucherinterventionen müssen weitere Konzepte entwickelt und geprüft werden. Die Ergebnisse der Zahnärztebefragung zeigten, dass nur 45 % der niedergelassenen Zahnärzte bei jedem Patienten den Rauchstatus ermittelten sowie fast 60 % den rauchenden Patienten nie eine Beratung zum Rauchen anboten. Weiterhin hielten nur 17,1 % der Zahnärzte eine Kurzberatung zum Rauchen für sinnvoll. Dies stand im Einklang mit einer Studie von Tomar (2001). Hiernach fragten fast 50 % der Zahnärzte routinemäßig nicht nach dem Rauchstatus der Patienten; 6 von 10 Zahnärzten gaben Patienten, bei denen bekannt war, dass diese Tabakprodukte konsumierten, regelmäßig keine Empfehlung, mit dem Konsum aufzuhören. Nur 24 % der Raucher, die im vergangenen Jahr einen Zahnarzt besucht haben, bekamen Ratschläge, das Rauchen zu beenden (Tomar, 2001).

Es besteht also dringender Bedarf an Aufklärungsarbeit bei den Zahnärzten. Die Voraussetzung – zeit- und kosteneffektive Interventionen – ist gegeben, jedoch wurden zusätzlich zum Beispiel Beratungstraining und eine ausreichende Vergütung verlangt (vgl. Tabelle 5.15). Weiterhin war die Mehrheit der Zahnärzte in unserer Studie der Meinung, dass Raucherberatungen nicht in ihren Behandlungsalltag gehörten und nicht ihre Aufgabe wäre. Die gegenwärtige Einstellung von Zahnärzten sowie die Bedingungen für eine Implementierung von Beratungen in den Praxisalltag sollten in weiteren Studien untersucht werden. Hier besteht sicherlich weiterer Aufklärungs- und Handlungsbedarf.

Einen weiteren Ansatzpunkt für die langfristige Verbesserung der Implementation von Raucherberatungen in die zahnärztliche Praxisroutine stellt die feste und hinreichend umfängliche Integration entsprechender Lehrangebote in das zahnärztliche Ausbildungscurriculum und die Fortbildung dar (Ramseier et al., 2010; Davis et al., 2010). Darüber hinaus sind auch mögliche Barrieren bei nicht ärztlichen Praxismitarbeitern zu erforschen und in Implementationsmodellen angemessen zu berücksichtigen, da die Umsetzung insbesondere der hier betrachteten computergestützten Beratung vollständig vom Zahnarzt delegiert werden kann (Rosseel et al., 2009).

Das große Potenzial proaktiver Intervention in primärmedizinischen Einrichtungen ist in der Forschung erkannt und derzeit fester Forschungsbestandteil in den englischsprachigen Ländern. Die in der vorliegenden Arbeit dargestellten Parallelen zu den bereits weiterentwickelten Ansätzen und Forschungsbefunden aus der hausärztlichen Versorgung machen eine Übertragbarkeit der hier geprüften Interventionsmodelle auf die zahnärztliche Versorgung wahrscheinlich. Somit ist zu fordern, dass die noch jungen Bemühungen zur Umsetzung und Beforschung von Maßnahmen der Tabakkontrolle im Bereich der zahnmedizinischen Versorgung in Deutschland weiter forciert werden.

8 LITERATURVERZEICHNIS

BERGSTROM, J. 2003. Tobacco smoking and risk for periodontal disease. *J Clin Periodontol,* 30, 107-13.

BERGSTROM, J. 2004. Influence of tobacco smoking on periodontal bone height. Long-term observations and a hypothesis. *J Clin Periodontol,* 31, 260-6.

BERGSTROM, J. 2006. Periodontitis and smoking: an evidence-based appraisal. *J Evid Based Dent Pract,* 6, 33-41.

BORNSTEIN, M. M., KLINGLER, K., SAXER, U. P., WALTER, C. & RAMSEIER, C. A. 2006. Tabakassoziierte Veränderungen der Mundhöhlenschleimhaut. *Schweiz Monatsschr Zahnmed,* 12, 9.

BROCHUT, P. F. & CIMASONI, G. 1997. AUSWIRKUNGEN DES RAUCHENS AUF DAS PARODONT (II). *Schweiz Monatsschr Zahnmed,* 107, 781-786.

BUNDESMINISTERIUM FÜR GESUNDHEIT 2009. Drogen- und Suchtbericht 2009. 152.

CARR, A. B. & EBBERT, J. O. 2006. Interventions for tobacco cessation in the dental setting. *Cochrane Database Syst Rev,* CD005084.

CORNUZ, J. 2007. Smoking cessation interventions in clinical practice. *Eur J Vasc Endovasc Surg,* 34, 397-404.

DAVIS, J. M., RAMSEIER, C. A., MATTHEOS, N., SCHOONHEIM-KLEIN, M., COMPTON, S., AL-HAZMI, N., POLYCHRONOPOULOU, A., SUVAN, J., ANTOHE, M. E., FORNA, D., et al. 2010. Education of tobacco use prevention and cessation for dental professionals--a paradigm shift. *Int Dent J,* 60, 60-72.

DEUTSCHE HAUPTSTELLE FÜR SUCHTFRAGEN (DHS) E.V. 2010. *Jahrbuch Sucht 2010,* Geesthacht, Neuland-V.-G.,

DEUTSCHES KREBSFORSCHUNGSZENTRUM (DKFZ) 2008. Gesetzlicher Nichtraucherschutz wirkt: Eine Bewertung der bisherigen wissenschaftlichen Evidenz zur Wirksamkeit von Rauchverboten.

DEUTSCHES KREBSFORSCHUNGSZENTRUM (DKFZ) 2009a. Ein Bild sagt mehr als tausend Worte: Kombinierte Warnhinweise aus Bild und Text auf Tabakprodukten.

DEUTSCHES KREBSFORSCHUNGSZENTRUM (DKFZ) 2009b. Tabakatlas Deutschland 2009. 130.

DEUTSCHES KREBSFORSCHUNGSZENTRUM (DKFZ) & INSTITUT FÜR GESUNDHEITSÖKONOMIE UND KLINISCHE EPIDEMIOLOGIE DER UNIVERSITÄT ZU KÖLN 2005. Auswirkungen der Tabaksteuererhöhungen von 2002 bis 2004.

DIETRICH, T., BERNIMOULIN, J. P. & GLYNN, R. J. 2004a. The effect of cigarette smoking on gingival bleeding. *J Periodontol,* 75, 16-22.

DIETRICH, T., REICHART, P. A. & SCHEIFELE, C. 2004b. Clinical risk factors of oral leukoplakia in a representative sample of the US population. *Oral Oncol,* 40, 158-63.

DIJKSTRA, A., DE VRIES, H. & ROIJACKERS, J. 1998. Long-term effectiveness of computer-generated tailored feedback in smoking cessation. *Health Education Research,* 13, 207-214.

ETTER, J. F., BERGMAN, M. M. & PERNEGER, T. V. 2000. On quitting smoking: development of two scales measuring the use of self-change strategies in current and former smokers (SCS-CS and SCS-FS). *Addict Behav,* 25, 523-38.

ETTER, J. F. & PERNEGER, T. V. 2001. Effectiveness of a computer-tailored smoking cessation program: a randomized trial. *Archives of Internal Medicine,* 161, 2596-601.

EVERS, K. E., HARLOW, L. L., REDDING, C. A. & LAFORGE, R. G. 1998. Longitudinal changes in stages of change for condom use in women. *Am J Health Promot,* 13, 19-25.

FAGERSTROM, K. 2002. The epidemiology of smoking: health consequences and benefits of cessation. *Drugs,* 62, 1-9.

FIORE, M. C., JAEN, C. R., BAKER, T. B., BAILEY, W. C., BENOWITZ, N. L., CURRY, S. J., DORFMAN, S. F., FROELICHER, E. S., GOLDSTEIN, M. G., HEALTON, C. G., et al. 2008. Treating tobacco use and dependence: 2008 update US Public Health Service Clinical Practice Guideline executive summary. *Respiratory Care,* 53, 1217-1222.

GILBERT, H., NAZARETH, I. & SUTTON, S. 2007. Assessing the feasibility of proactive recruitment of smokers to an intervention in general practice for smoking cessation using computer-tailored feedback reports. *Fam Pract,* 24, 395-400.

GILBERT, H., NAZARETH, I., SUTTON, S., MORRIS, R. & GODFREY, C. 2008. Effectiveness of computer-tailored Smoking Cessation Advice in Primary Care (ESCAPE): a randomised trial. *Trials,* 9, 23.

GORDON, J. S., ANDREWS, J. A., LICHTENSTEIN, E. & SEVERSON, H. H. 2005. The impact of a brief tobacco-use cessation intervention in public health dental clinics. *Journal of the American Dental Association,* 136, 179-186.

GORDON, J. S., LICHTENSTEIN, E., SEVERSON, H. H. & ANDREWS, J. A. 2006. Tobacco cessation in dental settings: research findings and future directions. *Drug Alcohol Rev,* 25, 27-37.

GRIMLEY, D., PROCHASKA, J. O., VELICER, W. F., BLAIS, L. M. & DICLEMENTE, C. C. 1994. The transtheoretical model of change. *In:* BRINTHAUPT, T. M. & LIPKA, R. P. (eds.) *Changing the self: philosophies, techniques, and experiences.* Albany, NY: State University of New York Press, 201-227.

GUINDON, G. E. & BOISCLAIR, D. 2003. Past, Current and Future Trends in Tobacco Use. *WHO Tobacco Control Papers TRENDS2003.*

HANIOKA, T., OJIMA, M., TANAKA, H., NAITO, M., HAMAJIMA, N. & MATSUSE, R. 2010. Intensive smoking-cessation intervention in the dental setting. *J Dent Res,* 89, 66-70.

HAUG, S., MEYER, C., ULBRICHT, S., SCHORR, G., RUGE, J., RUMPF, H. J. & JOHN, U. 2009. Predictors and moderators of outcome in different brief interventions for smoking cessation in general medical practice. *Patient Educ Couns.*

HEATHERTON, T. F., KOZLOWSKI, L. T., FRECKER, R. C. & FAGERSTRÖM, K. O. 1991. The Fagerström Test for Nicotine Dependence: a revision of the Fagerström Tolerance Questionnaire. *British Journal of Addiction,* 86, 1119-1127.

JÄKLE, C., KELLER, S., BAUM, E. & BASLER, H.-D. 1999. Skalen zur Selbstwirksamkeit und Entscheidungsbalance im Prozeß der Verhaltensänderung von Rauchern [Scales for the measurement of self-efficacy and decisional balance in the process of behavioral change in smokers]. *Diagnostica,* 45, 138-146.

JETTE, A. M., FELDMAN, H. A. & TENNSTEDT, S. L. 1993. Tobacco use - a modifiable risk factor for dental disease among the elderly. *American Journal of Public Health,* 83, 1271-1276.

JOHN, U., GREINER, B., HENSEL, E., LÜDEMANN, J., PIEK, M., SAUER, S., ADAM, C., BORN, G., ALTE, D., GREISER, E., et al. 2001. Study of Health in Pomerania (SHIP): a health examination survey in an east German region: objectives and design. *Sozial- und Präventivmedizin,* 46, 186-194.

JOHN, U. & HANKE, M. 2001. [Tobacco smoking attributable mortality in Germany]. *Gesundheitswesen,* 63, 363-9.

8 LITERATURVERZEICHNIS

JOHNSON, N. W. & BAIN, C. A. 2000. Tobacco and oral disease. EU-Working Group on Tobacco and Oral Health. *Br Dent J,* 189, 200-6.

KELLER, S. 1998. *Zur Validität des Transtheoretischen Modells - Eine Untersuchung zur Veränderung des Ernährungsverhaltens,* Phillips-Universität Marburg, Fachbereich Psychologie, Dissertation,

KELLER, S. (ed.) 1999. *Motivation zur Verhaltensänderung. Das Transtheoretische Modell in Forschung und Praxis,* Freiburg: Lambertus.

KELLER, S., VELICER, W. F. & PROCHASKA, J. O. 1999. Das Transtheoretische Modell - Eine Übersicht. *In:* KELLER, S. (ed.) *Motivation zur Verhaltensänderung: das Transtheoretische Modell in Forschung und Praxis.* Freiburg im Breisgau: Lambertus, 17-44.

KOCHER, T., SCHWAHN, C., GESCH, D., BERNHARDT, O., JOHN, U., MEISEL, P. & BAELUM, V. 2005. Risk determinants of periodontal disease--an analysis of the Study of Health in Pomerania (SHIP 0). *J Clin Periodontol,* 32, 59-67.

KOLESARIC, N., BÖRNER, B.-I., SADER, R., MEYER, J. & ZEILHOFER, H.-F. 2007. Früherkennung und Prävention von Präkanzerosen der Mundhöhle. *Schweiz Monatsschr Zahnmed,* 117, 911-919.

KRALL, E. A., DAWSON-HUGHES, B., GARVEY, A. J. & GARCIA, R. I. 1997. Smoking, smoking cessation, and tooth loss. *J Dent Res,* 76, 1653-9.

KRALL, E. A., DIETRICH, T., NUNN, M. E. & GARCIA, R. I. 2006. Risk of tooth loss after cigarette smoking cessation. *Prev Chronic Dis,* 3, A115.

KURTH, D. B.-M., BERGMANN, P. D. K. E., WAGNER, C., MENSINK, D. G. B. M., †, E. H.-K., THIERFELDER, D. W., MELCHERT, D. H.-U., STOLZENBERG, D. H., THEFELD, D. W., BERGMANN, D. E., et al. 2003. Der Bundes-Gesundheitssurvey – Baustein der

Gesundheitssurveillance in Deutschland. *Beiträge zur Gesundheitsberichterstattung des Bundes*, 40.

LAMPERT, T. & LIST, S. M. 2010. Tabak – Zahlen und Fakten zum Konsum. *Jahrbuch Sucht 2010.* Geesthacht: Deutsche Hauptstelle für Suchtfragen e.V, 48-68.

LANCASTER, T., STEAD, L., SILAGY, C. & SOWDEN, A. 2000. Effectiveness of interventions to help people stop smoking: findings from the cochrane library. *British Medical Journal,* 321, 355-358.

LANCASTER, T. & STEAD, L. F. 2005. Self-help interventions for smoking cessation. *Cochrane Database Syst Rev*, CD001118.

LENNOX, A. S., OSMAN, L. M., REITER, E., ROBERTSON, R., FRIEND, J., MCCANN, I., SKATUN, D. & DONNAN, P. T. 2001. Cost effectiveness of computer tailored and non-tailored smoking cessation letters in general practice: randomised controlled trial. *Bmj,* 322, 1396.

LOZIER, E. B. & GONZALEZ, Y. M. 2009. Smoking cessation practices in the dental profession. *J Contemp Dent Pract,* 10, 97-103.

MARCUS, B. H., BANSPACH, S. W., LEFEBVRE, R. C., ROSSI, J. S., CARLETON, R. A. & ABRAMS, D. B. 1992. Using the stages of change model to increase the adoption of physical activity among community participants. *American Journal of Health Promotion,* 6, 424-429.

MARTIN-DIENER, E., SUTER, T. & SOMAINI, B. 1999. Computergestützte Interventionsprogramme: Entwicklung, Wirksamkeit und Umsetzung. *In:* KELLER, S. (ed.) *Motivation zur Verhaltensänderung. Das Transtheoretische Modell in Forschung und Praxis.* Freiburg: Lambertus, 129-144.

MATHERS, C. D. & LONCAR, D. 2006. Projections of global mortality and burden of disease from 2002 to 2030. *PLoS Med,* 3, e442.

MCBRIDE, C. M., EMMONS, K. M. & LIPKUS, I. M. 2003. Understanding the potential of teachable moments: the case of smoking cessation. *Health Educ Res,* 18, 156-70.

MEISEL, P., SCHWAHN, C., GESCH, D., BERNHARDT, O., JOHN, U. & KOCHER, T. 2004. Dose-effect relation of smoking and the interleukin-1 gene polymorphism in periodontal disease. *J Periodontol,* 75, 236-42.

MEYER, C., RUMPF, H. J., HAPKE, U. & JOHN, U. 2000. Inanspruchnahme von Hilfen zur Erlangung der Nikotinabstinenz. *Sucht,* 46, 398-407.

MEYER, C., ULBRICHT, S., BAUMEISTER, S. E., SCHUMANN, A., RÜGE, J., BISCHOF, G., RUMPF, H. J. & JOHN, U. 2008a. Proactive interventions for smoking cessation in general medical practice: a quasi-randomized controlled trial to examine the efficacy of computer-tailored letters and physician-delievered brief advice. *Addiction,* 103, 294-304.

MEYER, C., ULBRICHT, S., RÜGE, J., SCHUMANN, A., RUMPF, H. J. & JOHN, U. 2005. Raucherintervention in der hausärztlichen Praxis.

MEYER, C., ULBRICHT, S., SCHUMANN, A., RÜGE, J., RUMPF, H. J. & JOHN, U. 2008b. Proaktive Interventionen zur Förderung der Tabakabstinenz in der hausärztlichen Praxis. *Prävention und Gesundheitsförderung,* 3, 25-30.

MEYER, N., FISCHER, R., WEITKUNAT, R., CRISPIN, A., SCHOTTEN, K., BELLACH, B. M. & UBERLA, K. 2002. Evaluation of health monitoring in Bavaria by computer-assisted telephone interviews (CATI) in comparison to the German National Health Examination Survey conducted in 1998 by the Robert Koch Institute. *Gesundheitswesen,* 64, 329-335.

MURRAY, R. L., COLEMAN, T., ANTONIAK, M., STOCKS, J., FERGUS, A., BRITTON, J. & LEWIS, S. A. 2008. The effect of proactively identifying smokers and offering smoking cessation support in primary care populations: a cluster-randomized trial. *Addiction,* 103, 998-1006.

MYUNG, S. K., MCDONNELL, D. D., KAZINETS, G., SEO, H. G. & MOSKOWITZ, J. M. 2009. Effects of Web- and computer-based smoking cessation programs: meta-analysis of randomized controlled trials. *Arch Intern Med,* 169, 929-37.

PARK, E., EATON, C. A., GOLDSTEIN, M. G., DEPUE, J., NIAURA, R., GUADAGNOLI, E., GROSS MACDONALD, N. & DUBE, C. 2001. The development of a decisional balance measure of physician smoking cessation interventions. *Preventive Medicine,* 33, 261-267.

PETERSON, A. V., JR., KEALEY, K. A., MANN, S. L., MAREK, P. M., LUDMAN, E. J., LIU, J. & BRICKER, J. B. 2009. Group-randomized trial of a proactive, personalized telephone counseling intervention for adolescent smoking cessation. *J Natl Cancer Inst,* 101, 1378-92.

PROCHASKA, J. O. & DICLEMENTE, C. C. 1982. Transtheoretical Therapy: Toward a more integrative model of change. *Psychotherapy: theory, research and practice,* 19, 276-288.

PROCHASKA, J. O., DICLEMENTE, C. C. & NORCROSS, J. C. 1992. In search of how people change. Applications to addictive behaviors. *American Psychologist,* 47, 1102-1114.

PROCHASKA, J. O., VELICER, W. F., FAVA, J. L., ROSSI, J. S. & TSOH, J. Y. 2001. Evaluating a population-based recruitment approach and a stage-based expert system intervention for smoking cessation. *Addict Behav,* 26, 583-602.

PYTYNIA, K. B., GRANT, J. R., ETZEL, C. J., ROBERTS, D. B., WEI, Q. & STURGIS, E. M. 2004. Matched-pair analysis of survival of never smokers and ever smokers with squamous cell carcinoma of the head and neck. *J Clin Oncol,* 22, 3981-8.

RAMSEIER, C. A., BORNSTEIN, M. M., SAXER, U. P., KLINGLER, K. & WALTER, C. 2007. Tabakprävention und -entwöhnung in der zahnmedizinischen Praxis. *Schweiz Monatsschr Zahnmed,* 117, 253-266.

RAMSEIER, C. A., WARNAKULASURIYA, S., NEEDLEMAN, I. G., GALLAGHER, J. E., LAHTINEN, A., AINAMO, A., ALAJBEG, I., ALBERT, D., AL-HAZMI, N., ANTOHE, M. E., et al. 2010. Consensus Report: 2nd European Workshop on Tobacco Use Prevention and Cessation for Oral Health Professionals. *Int Dent J,* 60, 3-6.

RAW, M., GLYNN, T., MUNZER, A., BILLO, N., MORTARA, I. & BIANCO, E. 2009. Tobacco dependence treatment and the Framework Convention on Tobacco Control. *Addiction,* 104, 507-509.

REICHART, P. A., KIRCHHEIM, A. & LOCHTE, K. H. 2000. [Tobacco and oral health. Questionnaire about knowledge, practices, and opinions among dentists in Berlin]. *Mund Kiefer Gesichtschir,* 4, 45-9.

ROSSEEL, J. P., JACOBS, J. E., HILBERINK, S. R., MAASSEN, I. M., ALLARD, R. H., PLASSCHAERT, A. J. & GROL, R. P. 2009. What determines the provision of smoking cessation advice and counselling by dental care teams? *Br Dent J,* 206, E13; discussion 376-7.

ROULET, J.-F., BECKER, J. & RATEITSCHAK, K. H. 2003. *Prophylaxe und Präventivzahnmedizin,* Stuttgart [u.a.], Thieme,

RUMPF, H. J., MEYER, C., HAPKE, U., DILLING, H. & JOHN, U. 1998. Stadien der Änderungsbereitschaft bei Rauchern in der Allgemeinbevölkerung. *Gesundheitswesen,* 60, 592-7.

SAXER, U. P., WALTERS, C., BORNSTEIN, M. M., KLINGLER, K. & RAMSEIER, C. A. 2007. Einfluss des Tabakkonsums auf das

Parodont - ein Update (II). *Schweiz Monatsschr Zahnmed,* 117, 153-163.

SCHULZE, A. & LAMPERT, T. 2006. *Bundes-Gesundheitssurvey: Soziale Unterschiede im Rauchverhalten und in der Passivrauchbelastung in Deutschland,* Berlin, Robert Koch-Institut,

SCHUMANN, A., JOHN, U., ULBRICHT, S., RUGE, J., BISCHOF, G. & MEYER, C. 2007. Variability of tailoring of a smoking cessation intervention based on the transtheoretical model. *Addict Behav,* 32, 3083-7.

SNOW, M. G., PROCHASKA, J. O. & ROSSI, J. S. 1994. Processes of change in Alcoholics Anonymous: Maintenance factors in long-term sobriety. *Journal of Studies on Alcohol,* 55, 362-371.

STATISTISCHES AMT MECKLENBURG-VORPOMMERN 2010. Bevölkerungsstand der Kreise, Ämter und Gemeinden in Mecklenburg-Vorpommern.

STATISTISCHES BUNDESAMT 2006. Leben in Deutschland — Ergebnisse des Mikrozensus 2005.

STATISTISCHES BUNDESAMT 2010. Studierende an Hochschulen - Wintersemester 2009/2010.

STEAD, L. F., BERGSON, G. & LANCASTER, T. 2008. Physician advice for smoking cessation. *Cochrane Database Syst Rev,* CD000165.

TERRADES, M., COULTER, W. A., CLARKE, H., MULLALLY, B. H. & STEVENSON, M. 2009. Patients' knowledge and views about the effects of smoking on their mouths and the involvement of their dentists in smoking cessation activities. *British Dental Journal,* 207.

THE WORLD BANK 1999. Curbing the epidemic: governments and the economics of tobacco control. *Tobacco Control,* 8, 196-201.

THYRIAN, J. R. & JOHN, U. 2007. Population impact--definition, calculation and its use in prevention science in the example of tobacco smoking reduction. *Health Policy,* 82, 348-56.

TOMAR, S. L. 2001. Dentistry's role in tobacco control. *Journal of the American Dental Association*, 132, 30S-35S.

TÖNJES, B., MEYER, C., ULBRICHT, S., SCHUMANN, A., RÜGE, J., RUMPF, H. J. & JOHN, U. 2007. Skalen zur Erfassung der Konstrukte des Transtheoretischen Modells zur Änderung des Rauchverhaltens: Psychometrische Eigenschaften in einer repräsentativen Stichprobe hausärztlicher Patienten [Scales to assess constructs of the Transtheoretical Model regarding change in smoking behavior: Psychometric properties in a sample of general practice patients]. *Zeitschrift für Gesundheitspsychologie*, 15, 67-77.

VANKA, A., ROSHAN, N. M., RAVI, K. S. & SHASHIKIRAN, N. D. 2009. A review of tobacco cessation services for youth in the dental clinic. *J Indian Soc Pedod Prev Dent*, 27, 78-84.

VELICER, W. F. & PROCHASKA, J. O. 1999. An expert system intervention for smoking cessation. *Patient Educ Couns*, 36, 119-29.

VELICER, W. F., PROCHASKA, J. O., FAVA, J. L., LAFORGE, R. G. & ROSSI, J. S. 1999. Interactive versus noninteractive interventions and dose-response relationships for stage-matched smoking cessation programs in a managed care setting. *Health Psychol*, 18, 21-8.

VELICER, W. F., PROCHASKA, J. O., FAVA, J. L., NORMAN, G. J. & REDDING, C. A. 1998. Smoking cessation and stress management: applications of the transtheoretical model of behavior change. *Homeostasis*, 38, 216-233.

VELICER, W. F., PROCHASKA, J. O., ROSSI, J. S. & SNOW, M. G. 1992. Assessing outcome in smoking cessation studies. *Psychol Bull*, 111, 23-41.

WIPFLI, H. & SAMET, J. M. 2009. Global Economic and Health Benefits of Tobacco Control: Part 1. *Clinical Pharmacology & Therapeutics*, 86, 263-271.

WORLD HEALTH ORGANIZATION 2008. WHO report on the global tobacco epidemic, 2008: The MPOWER package. *Population and Development Review,* 34, 581-581.

9 ANHANG

9.1 Tabellen- und Abbildungsverzeichnis

Tabelle 2.1: 5 A in der Raucherberatung 12
Tabelle 2.2: Kognitiv-affektive Strategien 16
Tabelle 2.3: Verhaltensorientierte Strategien 17
Tabelle 4.1: Niedergelassene Ärzte mit hausärztlicher Funktion in der
Erhebungsregion 26
Tabelle 4.2: Prozesse der Verhaltensänderung 37
Tabelle 5.1: Vergleich der Datenerhebung in Studie 1 und 2 45
Tabelle 5.2: Erreichungsrate Screening und Ausfallgründe 47
Tabelle 5.3: Alters- und Geschlechtsverteilung der 18- bis 70-jährigen
Patienten der Screeningstichproben 48
Tabelle 5.4: Multivariate logistische Regression zum Zusammenhang von
Rauchstatus, Alter, Geschlecht und Setting 50
Tabelle 5.5: Erfüllen der Einschlusskriterien und Bereitschaft zur
Interventionsteilnahme 51
Tabelle 5.6: Multivariate logistische Regression zum Zusammenhang von
Teilnahmebereitschaft, Alter, Geschlecht und Setting 51
Tabelle 5.7: Univariate Regressionen der soziodemografischen Variablen 53
Tabelle 5.8: Univariate Regression der Raucher-Variablen 54
Tabelle 5.9: Univariate Regression der Prozessskalen 55
Tabelle 5.10: Univariate Regression der Entscheidungsbalance und
Selbstwirksamkeitserwartung 56
Tabelle 5.11: Finales multivariates logistisches Regressionsmodell 57
Tabelle 5.12: Wird in Ihrer Praxis bei Patienten, die sich zum ersten Mal
vorstellen, der Rauchstatus erfragt? 58
Tabelle 5.13: Wie häufig bieten Sie Patienten, von denen bekannt wird,
dass sie rauchen, eine Beratung zum Rauchen an? 58

Tabelle 5.14: Für wie wichtig halten Sie es, allen rauchenden Patienten der zahnärztlichen Praxis mindestens 1-mal im Jahr eine Kurzberatung zum Rauchen anzubieten? 58

Tabelle 5.15: Welche Voraussetzungen müssten erfüllt sein, damit Sie allen Rauchern mindestens 1-mal im Jahr eine Kurzberatung zum Rauchen anbieten? 59

Abbildung 4.1: Studiendesign 24

Abbildung 5.1: Prävalenz des derzeitigen Rauchens nach Alter und Geschlecht in beiden Stichproben 49

9.2 Probandeninformation Zahnarztstudie

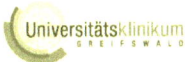

Institut für Epidemiologie und Sozialmedizin
in Zusammenarbeit mit Ihrem Zahnarzt

Teilnehmerinformation zu der Studie
„Ein Angebot Ihres Zahnarztes für Raucherinnen und Raucher"

Liebe Patientinnen und Patienten,

Sie wurden für eine wissenschaftliche Studie ausgewählt, die von der Universität Greifswald in Zusammenarbeit mit Ihrem Zahnarzt durchgeführt wird. Mit dieser Studie möchten wir Gewohnheiten der Zahnpflege und des Rauchens untersuchen, um neue Beratungsangebote zur Verbesserung der Zahn- und Mundgesundheit entwickeln zu können.

Die Teilnahme an der Studie umfasst lediglich das einmalige Ausfüllen eines Fragebogens. Hierfür möchten wir uns bei Ihnen mit 5 Euro bedanken. Zudem bieten wir Ihnen die Zusendung eines persönlichen Informationsbriefes und einer Broschüre zum Thema Rauchen an. Die hierzu erforderliche Speicherung Ihrer Adresse erfolgt lediglich für die Dauer unseres Forschungsprojektes. Die Studie unterliegt allen gesetzlichen Bestimmungen des Datenschutzes. Es ist absolut sichergestellt, dass Ihre Angaben anonym ausgewertet werden.

Die Durchführung der Studie geschieht in Abstimmung mit dem Zahnarzt der von Ihnen aufgesuchten Praxis. Selbstverständlich ist <u>Ihre Teilnahme an dieser Studie freiwillig</u>. Sie haben auch später jederzeit die Möglichkeit, Ihre Teilnahme ohne Nennung von Gründen zu widerrufen. Auf Wunsch werden dann Ihre persönlichen Angaben gelöscht. Ihre Teilnahme oder Nicht-Teilnahme hat keinerlei Einfluss auf die Behandlung des Anliegens, mit dem Sie Ihren Zahnarzt aufsuchen.

Nur wenn möglichst alle ausgewählten Patienten an der Studie teilnehmen, können verlassliche Rückschlüsse aus den Ergebnissen gezogen werden. Wir wären Ihnen daher sehr dankbar, wenn Sie unsere Forschung durch das Ausfüllen eines Fragebogens unterstützen würden.

Für weitere Fragen stehen Ihnen gern unsere Mitarbeiter in der Arztpraxis und folgende Projektmitarbeiter zur Verfügung:

Frau Dipl.-Psych. Gudrun Schorr und Herr Dr. Christian Meyer,
Institut für Epidemiologie und Sozialmedizin, Ernst-Moritz-Arndt Universität Greifswald,
Walther-Rathenau-Str. 48, 17487 Greifswald, Telefon: 0 38 34 / 86 77 20

Für die Einhaltung des Datenschutzgesetzes im Rahmen dieser Studie ist verantwortlich:

Prof. Dr. Ulrich John,
Direktor des Institutes für Epidemiologie und Sozialmedizin
Ernst-Moritz-Arndt Universität Greifswald

9.3 Probandenbefragung Zahnarztstudie

Universitätsklinikum GREIFSWALD

Medizinische Fakultät
Institut für Epidemiologie und Sozialmedizin
Direktor: Prof. Dr. U. John

In Zusammenarbeit mit Ihrem Zahnarzt

Patientenbefragung

Ein Angebot Ihres Zahnarztes
für Raucherinnen und Raucher

Fragebogen

Pat_ID
Praxennummer
Datum Arztbesuch/ Übergabe FB
Alter_Screening
Geschlecht_Screening

Datum: ___ ___ ___   IES-Mitarbeiter: _____

                          Erfasser   _____

EPZP_FB_R

Worum wir Sie bitten...

Wir danken Ihnen für Ihre Teilnahme an unserer Forschungsarbeit. Mit diesem Fragebogen möchten wir Informationen zu Ihren Gewohnheiten, Ansichten und Meinungen erhalten. Dabei geht es um das Rauchen und um Zahnpflegeverhalten, aber auch um andere Bereiche, die die Gesundheit betreffen, und ganz allgemeine Themen.

Was mit Ihren Angaben geschieht...

Die Studie unterliegt allen gesetzlichen Bestimmungen des Datenschutzes. Es ist absolut sichergestellt, dass Ihre Angaben anonym, d.h. ohne Namen und Adresse ausgewertet werden und ausschließlich dieser Forschungsarbeit dienen.

Wie ist der Fragebogen auszufüllen...

Es gibt keine richtigen oder falschen Antworten und es ist zum Ausfüllen kein besonderes Wissen notwendig. Beantworten Sie die Fragen so, wie es auf Sie persönlich am besten zutrifft.

1. Kreuzen Sie bitte die jeweils zutreffenden Antwortmöglichkeiten in den dafür vorgesehenen Kästchen ☒ an.
2. Bitte beantworten Sie die Fragen nacheinander in der vorgegebenen Reihenfolge. Überspringen Sie eine oder mehrere Fragen nur dann, wenn im Text ausdrücklich darauf verwiesen wird.

Wenn etwas unverständlich ist...

Sollten sich bei der Beantwortung Fragen ergeben oder etwas unklar sein, steht Ihnen unsere Mitarbeiterin gern zur Verfügung.

1. Rauchen Sie zur Zeit ...

   täglich .... ☐₁ ➔ *Bitte weiter mit Frage 2.*

   gelegentlich .... ☐₂ ➔ An wie vielen Tagen in der Woche rauchen Sie etwa? ____ Tage
   ⬇
   Haben Sie früher einmal täglich geraucht?
   Ja....☐₁   Nein....☐₂

2. Haben Sie in Ihrem Leben insgesamt mindestens 100 Zigaretten oder eine entsprechende Menge anderer Tabakprodukte geraucht?

   Ja .... ☐₁
   Nein .... ☐₂

3. Wie alt waren Sie, als Sie mit dem Rauchen begonnen haben?

   Alter: _____ Jahre

4. Wie häufig haben Sie in den letzten 4 Wochen die folgenden Tabakprodukte geraucht?

   Bitte machen Sie in jede Zeile ein Kreuz! Falls Sie ein Tabakprodukt nur gelegentlich rauchen, tragen Sie bitte auch die Anzahl der Tage pro Monat ein, an denen Sie dieses rauchen!

	täglich (1)	gelegentlich (2)	nie (3)		falls gelegentlich an etwa wie vielen Tagen pro Monat
Zigaretten	☐	☐	☐	➔	____ Tage
Zigarren, Zigarillos	☐	☐	☐	➔	____ Tage
Pfeife	☐	☐	☐	➔	____ Tage

   ✎ *Hinweis:* Im Folgenden finden Sie viele Aussagen, die sich auf das Zigarettenrauchen beziehen. Falls Sie vorwiegend oder ausschließlich Zigarren, Zigarillos oder Pfeife rauchen, ist in Ihrem Fall dieses Tabakprodukt gemeint.

   ✎ *Bitte beantworten Sie diese Frage nur, wenn Sie Zigaretten rauchen!*

5. Wie viele Zigaretten rauchen Sie derzeit üblicherweise an einem Tag an dem Sie rauchen?

   ca.: ____ Zigaretten.

6. Wie bald, nachdem Sie aufwachen, rauchen Sie Ihre erste Zigarette?

   Innerhalb von 5 Minuten .... ☐
   Innerhalb einer halben Stunde .... ☐
   Innerhalb einer Stunde .... ☐
   Nach mehr als einer Stunde .... ☐

7. Finden Sie es schwierig, an Orten nicht zu rauchen, wo es verboten ist (z.B. Kirche, Bücherei, Kino)?

   Ja .... ☐
   Nein .... ☐

8. Bei welcher Zigarette im Laufe des Tages würde es Ihnen am schwersten fallen, diese aufzugeben?

   bei der ersten Morgens .... ☐
   bei anderen .... ☐

9. Rauchen Sie morgens mehr als am Rest des Tages?

   Ja .... ☐
   Nein .... ☐

10. Rauchen Sie, wenn Sie so krank sind, dass Sie den größten Teil des Tages im Bett verbringen?

    Ja .... ☐
    Nein .... ☐

11. Welche der folgenden Aussagen trifft am besten auf Sie zu?

    Bitte kreuzen Sie nur eine Antwort an!

    Ich habe nicht vor, mit dem Rauchen aufzuhören .... ☐

    Ich habe ernsthaft vor, in den nächsten 6 Monaten mit dem Rauchen aufzuhören .... ☐

    Ich plane, in den nächsten 4 Wochen mit dem Rauchen aufzuhören .... ☐

12. Wie oft haben Sie in den letzten 12 Monaten einen ernsthaften Versuch gemacht, mit dem Rauchen aufzuhören?

    Ein ernsthafter Versuch bedeutet, dass es Ihnen gelungen ist, für mindestens 24 Stunden bewusst nicht zu rauchen! Falls Sie keinen Versuch gemacht haben tragen Sie bitte eine 0 ein!

    ca.: _____ mal

13. Die folgenden Aussagen beinhalten Sichtweisen über das Rauchen!
Bitte schätzen Sie ein, wie wichtig jede Aussage für Ihre Entscheidung zu rauchen oder nicht zu rauchen ist.

Geben Sie bitte zu jeder Aussage an, wie wichtig diese für Sie ist. „1" bedeutet: „überhaupt nicht wichtig", „5" bedeutet: „sehr wichtig". Mit den Werten dazwischen können Sie Ihre Meinung abstufen.

Wenn ich nicht rauche:	überhaupt nicht wichtig 1	2	3	4	sehr wichtig 5
a) verzichte ich auf etwas Angenehmes	☐	☐	☐	☐	☐
b) vermisse ich die Anregung durch den Tabak	☐	☐	☐	☐	☐
c) weiß ich nicht, was ich mit den Händen machen soll	☐	☐	☐	☐	☐
d) kann ich besser Treppen steigen	☐	☐	☐	☐	☐
e) bin ich froh, unabhängig von der Zigarette zu sein	☐	☐	☐	☐	☐
f) kann ich besser riechen und schmecken	☐	☐	☐	☐	☐
g) werde ich angespannt und nervös	☐	☐	☐	☐	☐
h) kann ich besser durchatmen	☐	☐	☐	☐	☐
i) entgeht mir der Duft der Zigarette	☐	☐	☐	☐	☐
j) habe ich mehr Energie	☐	☐	☐	☐	☐

14. Im Folgenden finden Sie eine Reihe von Situationen, die manche Menschen zum Rauchen verleiten. Bitte schätzen Sie ein, wie groß Ihre Zuversicht ist, dass Sie in dieser Situation auf das Rauchen tatsächlich verzichten können.

"1" bedeutet: „überhaupt nicht zuversichtlich", „5" bedeutet: „sehr zuversichtlich". Mit den Werten dazwischen können Sie Ihre Meinung abstufen!

Ich bin zuversichtlich auch dann <u>nicht zu rauchen</u>, wenn...	überhaupt nicht zuversichtlich 1	2	3	4	sehr zuversichtlich 5
a) ich mich mit Freunden auf einer Party befinde	☐	☐	☐	☐	☐
b) ich morgens gerade aufstehe	☐	☐	☐	☐	☐
c) ich äußerst ängstlich und gestresst bin	☐	☐	☐	☐	☐
d) ich Kaffee trinke und ich mich entspanne	☐	☐	☐	☐	☐
e) ich spüre, dass ich eine Aufmunterung brauche	☐	☐	☐	☐	☐
f) ich sehr verärgert über etwas oder jemanden bin	☐	☐	☐	☐	☐
g) ich mit meinem/r Partner/in zusammen bin und er/sie raucht	☐	☐	☐	☐	☐
h) mir bewusst wird, dass ich eine Zeit lang nicht geraucht habe	☐	☐	☐	☐	☐
i) die Dinge nicht laufen, wie ich es möchte	☐	☐	☐	☐	☐

15. Die folgenden Aussagen beschreiben Gedanken, Situationen und Verhaltensweisen, die dabei helfen können, den Zigarettenkonsum oder Rauchgewohnheiten zu ändern.

Bitte kreuzen Sie bei jeder Aussage die Antwort an, die am besten beschreibt, wie oft die jeweiligen Gedanken, Situationen und Verhaltensweisen vorkommen! Bitte machen Sie in jede Zeile ein Kreuz!

		nie	selten	manch- mal	häufig	immer
		1	2	3	4	5
a)	Ich konzentriere mich auf etwas anderes, wenn ich Lust auf eine Zigarette habe	☐	☐	☐	☐	☐
b)	Beschreibungen von Raucherkrankheiten geben mir zu denken	☐	☐	☐	☐	☐
c)	Ich sage mir, dass ich das Rauchen aufgeben sollte	☐	☐	☐	☐	☐
d)	In öffentlichen Räumen gehe ich in die Nichtraucherzone	☐	☐	☐	☐	☐
e)	Ich erzähle von meiner Absicht, das Rauchen aufzugeben	☐	☐	☐	☐	☐
f)	Ich habe Angst davor, wegen des Rauchens Lungenkrebs zu bekommen	☐	☐	☐	☐	☐
g)	Ich sage mir, dass ich als Nichtraucher/in fitter und besser in Form wäre	☐	☐	☐	☐	☐
h)	Nach einer Mahlzeit rauche ich nicht, sondern mache etwas anderes	☐	☐	☐	☐	☐
i)	Ich bitte meine Umgebung, mich dabei zu unterstützen, das Rauchen aufzugeben	☐	☐	☐	☐	☐
j)	Um die Lust nach einer Zigarette zu unterdrücken, atme ich tief durch	☐	☐	☐	☐	☐
k)	Ich denke an die Schäden, die das Rauchen in meiner Lunge anrichtet	☐	☐	☐	☐	☐
l)	Ich sage mir, dass ich nicht mehr von Zigaretten abhängig sein möchte	☐	☐	☐	☐	☐
m)	Ich versuche die erste Zigarette am Tag möglichst lange hinauszuzögern	☐	☐	☐	☐	☐
n)	Ich erzähle den Leuten in meiner Umgebung von meinen Anstrengungen, das Rauchen aufzugeben	☐	☐	☐	☐	☐
o)	Ich vermeide es, Zigaretten mit mir herumzutragen	☐	☐	☐	☐	☐
p)	Ich sage mir, das ich wegen des Rauchens weniger lang leben werde	☐	☐	☐	☐	☐
q)	Ich überlege mir, welche Vorteile das Aufhören bringt	☐	☐	☐	☐	☐
r)	Ich versuche, einen ganzen Abend lang nicht zu rauchen.	☐	☐	☐	☐	☐
s)	Um der Lust nach einer Zigarette zu widerstehen, mache ich irgend etwas anderes	☐	☐	☐	☐	☐

16. Haben Sie in der Vergangenheit schon einmal einen ernsthaften Versuch unternommen, Ihren Zigarettenkonsum <u>deutlich</u> zu verringern, d.h. nicht ganz aufzuhören, sondern weniger Zigaretten zu rauchen?

Bitte denken Sie an Ihren <u>letzten</u> Versuch!

Ja, vor mehr als 12 Monaten .... ☐₁
Ja, vor 6 bis 12 Monaten .... ☐₂
Ja, innerhalb der letzten 6 Monate .... ☐₃
Nein .... ☐₄

Wenn ja: Haben Sie das bis heute durchgehalten?
Ja .... ☐₁   Nein .... ☐₂

Haben Sie Ihren Zigarettenkonsum verringert, um sich darauf vorzubereiten, später ganz aufzuhören?
Ja .... ☐₁   Nein .... ☐₂

17. Haben Sie vor, Ihren derzeitigen Zigarettenkonsum <u>deutlich</u> zu verringern?

Ja, innerhalb der nächsten 4 Wochen .... ☐₁
Ja, innerhalb der nächsten 6 Monate .... ☐₂
Ja, innerhalb der nächsten 5 Jahre .... ☐₃
Nein .... ☐₄

18. Hat der Arzt, in dessen Praxis Sie sich gerade befinden, schon einmal mit Ihnen über das Rauchen gesprochen?

Ja, innerhalb der letzten 12 Monate .... ☐₁
Ja, vor mehr als 12 Monaten .... ☐₂
Nein .... ☐₃

19. Hat irgendein anderer Arzt schon einmal mit Ihnen über das Rauchen gesprochen?

Ja, innerhalb der letzten 12 Monate .... ☐₁
Ja, vor mehr als 12 Monaten .... ☐₂
Nein .... ☐₃

20. Sollte Sie ihr Zahnarzt auf das Thema Tabakrauchen ansprechen?

Bitte kreuzen Sien die Antwort an, die Ihrer Meinung am besten entspricht!

| Mein Zahnarzt sollte das Thema Tabakrauchen... | ☐₁ <u>regelmäßig</u> von sich aus ansprechen | ☐₂ <u>gelegentlich</u> von sich aus ansprechen | ☐₃ nur ansprechen, <u>wenn ich danach frage</u> | ☐₄ überhaupt <u>nicht</u> ansprechen |

21. Würden sie ihren Zahnarzt zu einem zusätzlichen Termin aufsuchen, wenn er Ihnen eine kostenfreie Beratung zum Thema Tabakrauchen anbieten würde?

☐₁   ☐₂   ☐₃   ☐₄   ☐₅
Nein, auf keinen Fall   Ja, auf jeden Fall

9 ANHANG

Herzlichen Dank für die Beantwortung der Fragen zum Rauchen!
Im Folgenden schließen sich noch einige Fragen zum Bereich **Zahnpflege** *an.*

22. Wie viele natürliche Zähne haben Sie noch? Bitte zählen Sie Weisheitszähne nicht mit.

Hinweis: Ein gesundes Gebiss besteht in der Regel aus 28 Zähnen, hinzu kommen bis zu 4 Weisheitszähne.

Ich habe noch ca. _____ natürliche Zähne.

23. Wie ist der aktuelle Zustand Ihrer Zähne?

☐₁	☐₂	☐₃	☐₄	☐₅
natürliche Zähne	natürliche Zähne mit einigen Füllungen	natürliche Zähne mit festem Zahnersatz (Kronen, Brücken, Implantate)	natürliche Zähne mit herausnehmbarem Zahnersatz (Dritte Zähne, Teilprothese)	ich habe keine natürlichen Zähne mehr (Vollprothese)

24. Tragen Sie eine Zahnspange?

Nein ... ☐₁   Ja, eine feste... ☐₂   Ja, eine herausnehmbare... ☐₃

25. Wurde bei Ihnen eine Zahnfleischbehandlung (Parodontosebehandlung) in den letzten 5 Jahren durchgeführt?

Ja .... ☐₁
Nein .... ☐₂

26. Blutet Ihr Zahnfleisch beim Zähneputzen?

Ja .... ☐₁
Nein .... ☐₂

Wenn ja: **Beunruhigt es Sie, wenn Ihr Zahnfleisch beim Zähneputzen blutet?**

Ja .... ☐₁
Nein .... ☐₂

27. Hat ein Zahnarzt schon einmal eine Zahnfleischentzündung bei Ihnen festgestellt, die mehr als einen Zahn umfasste?

Ja .... ☐₁
Nein .... ☐₂

Wenn ja: **Wann war dies zuletzt der Fall?**

☐₁	☐₂	☐₃	☐₄
vor mehr als 2 Jahren	vor 1-2 Jahren	vor 6-12 Monaten	innerhalb der letzten 6 Monate

28. Wie empfinden Sie den Gesundheitszustand Ihrer Zähne?

☐₁ ☐₂ ☐₃ ☐₄ ☐₅
ausgezeichnet   sehr gut   gut   weniger gut   schlecht

29. Wie häufig haben Sie in den letzten 4 Wochen Ihre Zähne geputzt?

3-mal täglich oder häufiger .... ☐₁
2-mal täglich .... ☐₂
1-mal täglich .... ☐₃
mehrmals pro Woche .... ☐₄
1-mal pro Woche .... ☐₅
1- bis 3-mal in den 4 Wochen .... ☐₆
Nie .... ☐₇

30. Wie häufig haben Sie in den letzten 4 Wochen Ihre Zahnzwischenräume mit Zahnseide oder Zahnzwischenraumbürstchen gereinigt?
Bitte nur zählen, wenn alle Zwischenräume (nicht nur einzelne) gereinigt wurden.

2-mal täglich oder häufiger .... ☐₁
1-mal täglich .... ☐₂
mehrmals pro Woche .... ☐₃
1-mal pro Woche .... ☐₄
1- bis 3-mal in den 4 Wochen .... ☐₅
Nie .... ☐₆

Falls nie: Haben Sie bereits mindestens einmal in Ihrem Leben ausprobiert, ihre Zahnzwischenräume mit Zahnseide oder Zahnzwischenraumbürstchen zu reinigen?

Ja .... ☐₁   Nein ..... ☐₂

31. Wurde Ihnen schon einmal von einem Zahnarzt oder einer Zahnarzthelferin empfohlen, Ihre Zahnzwischenräume mit Zahnseide oder Zahnzwischenraumbürstchen zu reinigen?

Ja, innerhalb der letzten 12 Monate .... ☐₁
Ja, vor mehr als 12 Monaten .... ☐₂
Nein .... ☐₃

32. Wurden Sie schon einmal von einem Zahnarzt oder einer Zahnarzthelferin in die Handhabung von Zahnseide oder Zahnzwischenraumbürstchen zur Reinigung Ihrer Zahnzwischenräume eingewiesen, d.h. wurde Ihnen genau erklärt oder gezeigt, wie das gemacht wird?

Ja, innerhalb der letzten 12 Monate .... ☐₁
Ja, vor mehr als 12 Monaten .... ☐₂
Nein .... ☐₃

9 ANHANG

33. Was denken Sie: Wie wichtig ist die tägliche Reinigung der Zahnzwischenräume mit Hilfe von Zahnseide oder Zahnzwischenraumbürstchen für die Gesunderhaltung Ihrer Zähne und Ihres Zahnfleisches?

    ☐₁ ☐₂ ☐₃ ☐₄ ☐₅
    überhaupt   sehr
    nicht wichtig   wichtig

34. Wie sicher sind Sie sich, dass Sie Zahnseide richtig benutzen können?

    ☐₁ ☐₂ ☐₃ ☐₄ ☐₅
    überhaupt   sehr
    nicht sicher   sicher

35. Wie sicher sind Sie sich, dass Sie Zahnzwischenraumbürstchen richtig benutzen können?

    ☐₁ ☐₂ ☐₃ ☐₄ ☐₅
    überhaupt   sehr
    nicht sicher   sicher

36. Sollte Sie ihr Zahnarzt auf das Thema Reinigung der Zahnzwischenräume ansprechen?

    Bitte kreuzen Sie die Antwort an, die Ihrer Meinung am besten entspricht!

    | Mein Zahnarzt sollte das Thema Reinigung der Zahnzwischenräume | ☐₁ *regelmäßig* von sich aus ansprechen | ☐₂ *gelegentlich*, von sich aus ansprechen | ☐₃ nur ansprechen, *wenn ich danach frage* | ☐₄ überhaupt *nicht* ansprechen |

37. Gehen Sie mindestens einmal jährlich zur Kontrolluntersuchung zum Zahnarzt, auch wenn Sie keine Beschwerden oder Schmerzen haben?

    Ja .... ☐₁
    Nein .... ☐₂

38. Wie häufig haben sie in den letzten 3 Jahren eine professionelle Zahnreinigung durchführen lassen?

    Hinweis: Eine professionelle Zahnreinigung beinhaltet mehr als die Entfernung von Zahnstein bei einer Kontrolluntersuchung und wird von den gesetzlichen Krankenkassen in der Regel nicht übernommen.

    Dreimal pro Jahr oder öfter .... ☐₁
    Zweimal pro Jahr .... ☐₂
    Einmal pro Jahr .... ☐₃
    Seltener als einmal jährlich .... ☐₄
    Nie .... ☐₅

    Falls nie: Haben Sie bereits mindestens einmal in Ihrem Leben eine professionelle Zahnreinigung durchführen lassen?

    Ja .... ☐₁   Nein ..... ☐₂

39. Verwenden Sie täglich Zahnseide oder Zahnzwischenraumbürstchen zur Reinigung Ihrer Zahnzwischenräume?

Bitte kreuzen Sie die Antwort an, die am besten auf Sie zutrifft!

☐₁	☐₂	☐₃	☐₄	☐₅
Nein, und ich habe es auch nicht vor	Nein, aber ich denke darüber nach	Nein, aber ich habe die feste Absicht dazu	Ja, aber es fällt mir sehr schwer	Ja, und es fällt mir gar nicht schwer

40. Aus welchem Grund suchen Sie heute die Zahnarztpraxis auf?

Mehrfachantworten sind möglich!

Akute Beschwerden mit Zähnen, Zahnfleisch, Kiefer ..... ☐₁
Termin für eine geplante Behandlung .... ☐₂
Termin für eine Vorsorgeuntersuchung .... ☐₃
Termin für eine professionelle Zahnreinigung .... ☐₄
Anderer/ weiterer Grund.. ☐₅
und zwar:_____

41. Wie würden Sie Ihren Gesundheitszustand derzeit im Allgemeinen beschreiben?

☐₁	☐₂	☐₃	☐₄	☐₅
sehr gut	gut	durchschnittlich	schlecht	sehr schlecht

42. Sind Sie...?

männlich ..... ☐₁   weiblich ..... ☐₂

43. Wie alt sind Sie?

_____ Jahre

44. Sind Sie zur Zeit:

ledig .... ☐₁
verheiratet .... ☐₂
geschieden / getrennt lebend .... ☐₃
verwitwet .... ☐₄

45. Leben Sie derzeit in einer festen Partnerschaft?

Ja .... ☐₁   Nein .... ☐₂

9 ANHANG

46. Welchen höchsten allgemeinbildenden Schulabschluss haben Sie?

Ich gehe noch zur Schule .... ☐₁
Keinen Schulabschluss.. ☐₂
Volks- / Hauptschulabschluss / POS 8./9. Klasse .... ☐₃
Realschulabschluss / POS 10. Klasse .... ☐₄
Fachhochschulreife... ☐₅
Abitur / Hochschulreife.. ☐₆
einen anderen Schulabschluss.................................. ☐₇
und zwar: _____

Wir bedanken uns bei Ihnen für die Unterstützung!

Bitte geben Sie nun Ihren ausgefüllten Fragebogen unserer Mitarbeiterin.

Diese Felder werden von unserer Mitarbeiterin ausgefüllt:

Zuletzt geraucht vor
(bitte 0 wenn heute) :   _____ Tagen
Heute zuletzt geraucht um: ____:____ Uhr

Anzahl der am heutigen Tag bereits gerauchten
Zigaretten: _____ Stück
Pfeifen: _____ Stück
Zigarren/Zigarrillos: _____ Stück

Uhrzeit der CO-Messung: ____:____ Uhr
Wert der CO-Messung: _____ ppm

47. Wurde der Fragebogen vor dem Arztkontakt komplett ausgefüllt?

Ja ...... ☐₁   Nein ...... ☐₂ ➔ und zwar bis Frage Nr.:_____

9.4 Beispiel Expertensystem-Brief (Absichtslosigkeit)

Institut für Epidemiologie und Sozialmedizin
Direktor: Prof. Dr. U. John

Walther Rathenau-Str. 48 / D-17487 Greifswald
40002 AJ

Universitätsklinikum GREIFSWALD

Herr
_____
_____
_____

4. November 2008

"Ein Angebot Ihres Zahnarztes für Raucherinnen und Raucher"
Ihr persönlicher Beratungsbrief

Sehr geehrter Herr _____,

vielen Dank, dass Sie unser Beratungsangebot zum Rauchen nutzen. Dieser Brief wurde anhand Ihrer Angaben in unserer Befragung erstellt. Er ist demnach ganz auf Ihre persönliche Situation abgestimmt und wir hoffen, dass er für Sie nützliche Informationen enthält. Es ist Ihnen bestimmt bekannt, dass durch das Rauchen Gesundheitsschäden nicht nur bei Raucherinnen und Rauchern, sondern auch bei den Menschen, die in Ihrer Umgebung leben, entstehen können. Umso mehr freuen wir uns darüber, dass Sie sich Gedanken über das Rauchen machen und hoffen sehr, dass Sie aus diesem Brief einige nützliche Hinweise entnehmen können.

Noch ein kleiner Tipp: Bewahren Sie diesen Brief so auf, dass Sie ihn von Zeit zu Zeit noch einmal lesen können.

Wo stehen Sie?

Der Weg zum Ziel Nichtrauchen führt über fünf Etappen. Ihren Standort, Herr _____, können Sie der folgenden Wegbeschreibung entnehmen:

1. Etappe: Absichtslosigkeit	"Ich rauche und habe nicht die Absicht, damit in nächster Zeit aufzuhören."
2. Etappe: Absichtsbildung	"Ich möchte in den nächsten sechs Monaten versuchen, das Rauchen aufzugeben."
3. Etappe: Vorbereitung	"Ich will in den nächsten vier Wochen mit dem Aufhören Ernst machen."
4. Etappe: Handlung	"Ich habe vor weniger als einem halben Jahr das Rauchen aufgegeben."
5. Etappe: Aufrechterhaltung	"Ich rauche seit mehr als einem halben Jahr nicht mehr und möchte nicht rückfällig werden."

1

Sie rauchen und haben nicht die Absicht, in den nächsten Monaten daran etwas zu ändern. Dennoch haben Sie unsere Fragen zum Rauchen beantwortet. Das zeigt, dass Sie nicht abgeneigt sind, sich mit dem Thema Rauchen zu beschäftigen. Vielleicht enthält unser Beratungsangebot für Sie die eine oder andere Anregung zum weiteren Nachdenken. Und wer weiß, möglicherweise ziehen Sie eines Tages dann sogar das Aufhören in Betracht.

Rauchen oder nicht rauchen?

Jede Raucherin und jeder Raucher kann Gründe aufführen, die für und gegen das Rauchen sprechen. Diese Vor- und Nachteile des Rauchens ändern sich von Zeit zu Zeit. Manchmal sprechen mehr Gründe dafür, manchmal mehr dagegen, neue Argumente tauchen auf, andere werden belanglos. Es ist wichtig, die Vor- und Nachteile immer wieder zu überprüfen und vor allem die Nachteile ernst zu nehmen.

Als Sie den Fragebogen ausfüllten, sahen Sie kaum Gründe, das Rauchen aufzugeben. Und doch haben Sie sich bei der Beantwortung der Fragen intensiv mit dem Thema Rauchen beschäftigt. Es kann hilfreich sein, sich von Zeit zu Zeit immer wieder die Nachteile des Rauchens ins Gedächtnis zu rufen. Probieren Sie es doch einmal aus:

- Wenn Sie Zeit und Lust haben, blättern Sie doch einmal im Heft "Etappe 1: Ich rauche". Dort finden Sie auch eine Checkliste über Ihr persönliches Pro und Kontra. Diese können Sie dann ausfüllen. Und auch im Abschnitt "Was alles für das Aufhören spricht" finden Sie möglicherweise einige Anregungen für sich.
- Wichtig ist auch, immer daran zu denken, dass das Rauchen nicht nur Ihnen schadet. Ihre gesamte Umgebung raucht mit, seien es die Kinder, die Partnerin, der Partner, Mitarbeiterinnen oder Mitarbeiter. Passivrauchende haben häufiger Atemwegserkrankungen und erleiden zum Beispiel häufiger einen Herzinfarkt als Menschen in rauchfreier Luft.

Und wie kommen Sie weiter?

Sie stehen noch ganz am Anfang des Weges, der Sie zum Nichtrauchen führen könnte. Vielleicht hilft Ihnen der Gedanke, dass viele Menschen vor Ihnen bereits in der gleichen Situation waren und ihr Ziel erreicht haben. Wagen Sie die ersten Schritte!

Die folgenden Empfehlungen haben sich in vielen Fällen bewährt. Aufgrund Ihrer Angaben in der Befragung können wir Ihnen mitteilen, welche für Sie besonders interessant sind.

Vielleicht sehen Sie es ähnlich...

Viele Raucherinnen und Raucher verdrängen die Gesundheitsrisiken, die sie eingehen. Aus Ihren Angaben können wir entnehmen, dass es Ihnen derzeit an der einen oder anderen Stelle noch schwer fällt, auch die Risiken des Rauchens wahrzunehmen. Daher möchten wir Ihnen empfehlen, sich damit doch einmal eingehender zu beschäftigen:

- Es kann nützlich sein, einschlägige Meldungen in den Medien einmal ganz bewusst zu lesen. Vielleicht ist das für Sie ein Anstoß. Warnungen von Fachleuten nicht auf die leichte Schulter zu nehmen.

Denken Sie daran: Aufhören lohnt sich

Man entscheidet sich in der Regel nur für etwas Neues, wenn es einem Vorteile bringt. Wer das Rauchen aufgibt, gewinnt tatsächlich einiges.
Aus Ihren Angaben können wir entnehmen, dass Sie davon noch nicht sehr überzeugt sind. Was hindert Sie daran, zunehmend auch ans Aufhören zu denken? Vielleicht können einige der folgenden Tipps es Ihnen leichter machen:

- Seit einigen Jahren haben sich die Meinungen und Einstellungen über das Rauchen stark verändert. Es werden zunehmend Nichtraucherzonen eingerichtet. Immer mehr Menschen geben das Rauchen auf. Für beides lässt sich eine Reihe guter Gründe aufführen. Nichtrauchen liegt im Trend.
- Versuchen Sie einmal, eine Liste zu erstellen, warum Sie rauchen. Zum Beispiel: "Weil mich Rauchen entspannt.", "Weil ich mich so besser konzentrieren kann.". Dann erstellen Sie eine zweite Liste mit Gründen, die fürs Aufhören sprechen. Zum Beispiel: "Ich werde ein Gesundheitsrisiko los.", "Meine Kleider stinken nicht mehr nach Rauch.". Überprüfen Sie anschließend die beiden Listen: Welche Argumente sind für Sie die Besseren?
- Übrigens, die besten Auskünfte über die Vorteile des Aufhörens kann man von Ex-Raucherinnen und Ex-Rauchern erhalten. Auch in Ihrem Familien- oder Bekanntenkreis gibt es sicherlich Menschen, die mit dem Rauchen aufgehört haben. Vielleicht ergibt sich mit ihnen auch ein Gespräch dazu?

Machen Sie das Rauchen zum Gesprächsthema

Es ist immer hilfreich, mit verständnisvollen Menschen reden zu können. Auch über all das, was mit dem Rauchen verbunden ist.
Wir würden Ihnen Folgendes empfehlen: Wie wäre es, wenn Sie sich mehr mit Menschen aus Ihrer Umgebung über Ihre Rauchgewohnheiten unterhalten. Besprechen Sie die Gedanken, die sich über das Aufhören machen. Suchen Sie auch das Gespräch mit Ex-Rauchern und Ex-Raucherinnen, die darüber aus eigener Erfahrung am besten Bescheid wissen.

Bleiben Sie am Ball!

Sie haben sich jetzt detailliert mit dem Rauchen auseinander gesetzt. Vielleicht haben Sie auch schon das eine oder andere Mal darüber nachgedacht, wie es wohl wäre, wenn Sie mit dem Rauchen aufhören würden. Wir fänden es schade, es einfach dabei bewenden zu lassen.

Daher möchten wir Ihnen heute noch die Broschüre "Etappe 1: Ich rauche" empfehlen. Wenn Sie Zeit und Muße haben, können Sie darin lesen. Vielleicht finden Sie nützliche Hinweise für sich, die Sie anregen, sich weiter mit dem Thema Rauchen zu beschäftigen. Auch das nachfolgende Heft: "Etappe 2: Aufhören wäre schon gut ..." möchten wir Ihnen mitgeben. Darin finden Sie sicher Dinge, die Sie interessieren. Wer weiß, vielleicht sind Sie bereits auf dem Weg zum Ziel Nichtrauchen, ohne es überhaupt bemerkt zu haben!

Wir wünschen Ihnen, Herr _____, alles Gute und viel Erfolg.

Mit freundlichen Grüßen

Prof. Dr. U. John
Anlagen: beigelegte Broschüren A1-A6

9.5 Beispiel Expertensystem-Brief (Absichtsbildung)

Institut für Epidemiologie und Sozialmedizin
Direktor: Prof. Dr. U. John

Walther-Rathenau-Str. 48, D-17475 Greifswald
Tel/Fax

Universitätsklinikum
G R E I F S W A L D

Herr
_____
_____

4. November 2008

"Ein Angebot Ihres Zahnarztes für Raucherinnen und Raucher"
Ihr persönlicher Beratungsbrief

Sehr geehrter Herr _____,

vielen Dank, dass Sie unser Beratungsangebot zum Rauchen nutzen. Dieser Brief wurde anhand Ihrer Angaben in unserer Befragung erstellt. Er ist demnach ganz auf Ihre persönliche Situation abgestimmt. Wir hoffen, dass er für Sie nützliche Informationen enthält. Es freut uns sehr, dass Sie sich Gedanken über das Rauchen machen und versuchen möchten, damit aufzuhören.

Noch ein kleiner Tipp: Bewahren Sie diesen Brief so auf, dass Sie ihn von Zeit zu Zeit noch einmal lesen können.

Wo stehen Sie?

Der Weg zum Ziel Nichtrauchen führt über fünf Etappen. Ihren Standort, Herr _____, können Sie der folgenden Wegbeschreibung entnehmen:

1. Etappe: Absichtslosigkeit	"Ich rauche und habe nicht die Absicht, damit in nächster Zeit aufzuhören."
2. Etappe: Absichtsbildung	**"Ich möchte in den nächsten sechs Monaten versuchen, das Rauchen aufzugeben."**
3. Etappe: Vorbereitung	"Ich will in den nächsten vier Wochen mit dem Aufhören Ernst machen."
4. Etappe: Handlung	"Ich habe vor weniger als einem halben Jahr das Rauchen aufgegeben."
5. Etappe: Aufrechterhaltung	"Ich rauche seit mehr als einem halben Jahr nicht mehr und möchte nicht rückfällig werden."

Sie befassen sich zur Zeit mit den Risiken des Rauchens und den Gründen, die Sie daran hindern, damit aufzuhören. Wir möchten Sie dazu ermuntern, sich eingehender mit diesen

1

Gedanken auseinander zu setzen. Selbstverständlich würden wir uns freuen, wenn Sie eines Tages wirklich mit dem Rauchen aufhören würden.

Rauchen oder nicht rauchen?

Jede Raucherin und jeder Raucher kann Gründe aufführen, die für und gegen das Rauchen sprechen. Bei Menschen, die das Rauchen aufgegeben haben, ist in der Regel eine veränderte Einstellung zum Rauchen vorausgegangen. Mit anderen Worten: Sie haben im Rauchen immer mehr Nachteile und im Aufhören immer mehr Vorteile gesehen.
Ihren Angaben in der Befragung können wir entnehmen, dass Ihnen die Risiken des Rauchens noch zu wenig bewusst sind. Deshalb könnte es für Sie hilfreich sein, sich noch eingehender mit den Vor- und Nachteilen des Rauchens zu beschäftigen:

- Lesen Sie im Heft "Etappe 2: Aufhören wäre schon gut ..." die Abschnitte über Rauchen und Gesundheit sowie die Vorteile des Aufhörens. Erstellen Sie doch einmal Ihre persönliche Pro- und Kontra-Liste.
- Wussten Sie, dass Raucherinnen und Raucher bedeutend häufiger einen Herzinfarkt oder einen Hirnschlag erleiden?
- Wichtig ist auch, immer daran zu denken, dass das Rauchen nicht nur Ihnen schadet. Die ganze Umgebung raucht mit, seien es die Kinder, die Partnerin, der Partner, Mitarbeiterinnen oder Mitarbeiter. Wussten Sie, dass Kinder, die Passivrauch ausgesetzt sind, häufiger Mittelohr- und Lungenentzündungen haben als Kinder in rauchfreier Luft?

Achtung: Kritische Situationen

Jede Raucherin und jeder Raucher greift in ganz bestimmten Situationen besonders gerne zur Zigarette. Diese Situationen sind besonders riskant, wenn man das Rauchen aufgeben will. Sie können dazu führen, dass man wieder rückfällig wird.
Es scheint, dass Sie recht zuversichtlich sind, der Versuchung einer Zigarette widerstehen zu können. Das ist ein großer Vorteil, wenn Sie das Rauchen aufgeben wollen. Doch es gibt erfahrungsgemäß immer wieder kritische Situationen in denen man geneigt ist, sich wieder eine Zigarette anzuzünden. Könnten da folgende Tipps für Sie nützlich sein?

- Überlegen Sie sich jedes Mal, bevor Sie sich eine Zigarette anzünden, warum Sie gerade diese rauchen wollen. Zünden sie erst an, wenn Sie sich darüber im Klaren sind.
- Versuchen Sie schon jetzt, die eine oder andere Zigarette auszulassen: zum Beispiel die Zigarette zum Frühstück, die Zigarette beim Telefonieren.
- Wechseln Sie doch einfach mal die Zigarettenmarke. Die neuen Zigaretten schmecken Ihnen eventuell weniger und es fällt Ihnen leichter, die eine oder andere Zigarette wegzulassen.

Von den verschiedenen Situationen, in denen Raucher oder Raucherinnen besonders gerne eine Zigarette anzünden, könnte bei Ihnen die Folgende am kritischsten sein:

Nikotinabhängigkeit. Sie haben angegeben, dass Sie manchmal den dringenden, fast unwiderstehlichen Wunsch verspüren zu rauchen. Dagegen gibt es sowohl einige bewährte Tricks als auch Medikamente, die den Nikotinentzug erleichtern.

2

- Tricks: Warten Sie fünf Minuten ab, atmen Sie tief durch, tun Sie etwas anderes, gehen Sie an die frische Luft, beschäftigen Sie Mund und Hände mit etwas anderem als mit einer Zigarette.
- Medikamente: Es gibt verschiedene Mittel, die dem Körper anstelle der Zigarette vorübergehend Nikotin zuführen, zum Beispiel Nikotinpflaster oder nikotinhaltiger Kaugummi. Erkundigen Sie sich doch bei Ihrem nächsten Besuch bei Ihrem Hausarzt oder in der Apotheke danach und entscheiden Sie sich für das Produkt, das Ihnen am ehesten zusagt.

Und wie kommen Sie weiter?

Die folgenden Maßnahmen können Ihnen den Ausstieg aus dem Rauchen erleichtern. Diese Empfehlungen haben sich in vielen Fällen bewährt. Ob auch für Sie geeignete Anregungen dabei sind, entscheiden Sie allein. Sie sind Ihr eigener Experte.

Vielleicht sehen Sie es ähnlich

Wer die Tatsache voll und ganz akzeptiert, dass das Rauchen mit schwerwiegenden Gesundheitsrisiken verbunden ist, kann das Rauchen besser aufgeben.
Hier haben Sie noch etwas Nachholbedarf:

- Lesen Sie im Heft "Etappe 2: Aufhören wäre schon gut ..." den Abschnitt über die gesundheitlichen Folgen des Rauchens.
- Achten Sie in der nächsten Zeit einmal ganz bewusst in den Medien auf alle Informationen über die Schädlichkeit des Rauchens.
- Auch in Ihrer hausärztlichen Praxis können Sie weitere Informationen zum Thema Rauchen erhalten.

Fassen Sie einen klaren Entschluss!

Wenn Sie daran glauben, dass Sie ohne Zigaretten vieles in Ihrem Leben positiver gestalten können, fällt Ihnen das Aufhören bedeutend leichter.
Was hindert Sie daran, all die Vorteile, die mit dem Nichtrauchen verbunden sind, in Betracht zu ziehen? Vielleicht können einige der folgenden Tipps es Ihnen leichter machen:

- Listen Sie einmal die Gründe auf, warum Sie noch rauchen. Zum Beispiel: "Weil mich Rauchen entspannt.", "Weil ich mich so besser konzentrieren kann.". Dann erstellen Sie eine zweite Liste mit Gründen, die für ein baldiges Aufhören sprechen. Zum Beispiel: "Ich werde ein Gesundheitsrisiko los.", "Meine Kleider stinken nicht mehr nach Rauch.". Welche der beiden Listen liefert die besseren Argumente?
- Die besten Auskünfte über die Vorteile des Aufhörens erhalten Sie von Ex-Raucherinnen und Ex-Rauchern. Auch in Ihrem Familien- oder Bekanntenkreis gibt es sicherlich Menschen, die mit dem Rauchen aufgehört haben. Vielleicht ergibt sich mit ihnen auch ein Gespräch dazu?
- Ihnen ist bestimmt schon aufgefallen, dass sich seit einigen Jahren die Meinungen und Einstellungen über das Rauchen stark verändert haben. Überall werden Nichtraucherzonen eingerichtet. Immer mehr Menschen geben das Rauchen auf. Ist dieser Trend auch eine Chance für Sie?

Rauchen Sie bewusster

Wenn Sie Kontrolle über Ihre Rauchgewohnheiten gewinnen, können Sie in vielen Situationen leichter ohne eine Zigarette auskommen.
Aus Ihren Angaben in der Befragung geht hervor, dass Sie Ihre Rauchgewohnheiten im Griff haben. Wer weiß, dass er auf einzelne Zigaretten verzichten kann, dem fällt es auch bedeutend leichter, einmal das Rauchen ganz aufzugeben.

Lassen Sie sich unterstützen

Es ist immer nützlich, mit verständnisvollen Menschen reden zu können. Das gilt natürlich auch dann, wenn es darum geht, Ihren Vorsatz, das Rauchen aufzugeben, in die Tat umzusetzen. Geben Sie den Menschen in Ihrer Umgebung Ihren Entschluss bekannt. Lassen Sie sich von Ihren Angehörigen und Freunden ermutigen!
Offenbar reden Sie über Ihre Absicht, das Rauchen aufzugeben, und können mit Unterstützung rechnen. Pflegen Sie diese wertvollen Beziehungen weiter. Haben Sie auch schon daran gedacht, Menschen zu fragen, die nicht mehr rauchen und die gleichen Probleme, die Sie jetzt haben, erfolgreich bewältigten?

Lenken Sie sich vom Rauchen ab

Sie wissen ja längst, dass nicht jede Zigarette "nötig" ist. Der Versuchung zu rauchen, kann man sich mit den verschiedensten Mitteln entziehen. Versuchen Sie sich mit ein paar Tricks vom Rauchen abzulenken:
Aus Ihren Angaben können wir entnehmen, dass Sie ab und zu solche Tricks anwenden. Sehr gut! Das kann Ihnen bereits in dieser Phase sehr helfen, Ihren Zigarettenkonsum zu senken.

Bleiben Sie am Ball!

Auf dem Weg zum Nichtrauchen haben Sie bereits eine entscheidende Hürde genommen: Sie überlegen sich, mit dem Rauchen aufzuhören. Genau auf diese Situation ist das Heft "Etappe 2: Aufhören wäre schon gut..." zugeschnitten. Wenn Sie Zeit und Lust haben, nehmen Sie es doch zur Hand. Vielleicht entdecken Sie beim Lesen nützliche Hinweise und Anregungen, wie Sie Ihrem Ziel näher kommen können.

Wir können Sie zu weiteren Schritten auf dem Weg zum Nichtrauchen nur ermutigen. Wenn Sie sich bereit fühlen, den entscheidenden Schritt zu wagen, sind Ihnen zwei weitere Hefte behilflich, die wir Ihnen heute noch gern mit auf den Weg geben möchten: "Etappe 3: Ich plane den Ausstieg" und "Etappe 4: Ich rauche nicht mehr".

Wir wünschen Ihnen, Herr _____, alles Gute und viel Erfolg.

Mit freundlichen Grüßen

Prof. Dr. U. John
Anlagen: beigelegte Broschüren A1-A6

9.6 Zahnärztebefragung Zahnarztstudie

Universitätsklinikum GREIFSWALD

Arztpraxen-ID: _____

Arzt-ID _____

Medizinische Fakultät
Institut für Epidemiologie und Sozialmedizin
Direktor: Prof. Dr. U. John
Tel.: 03834 / 86 77 20

„Beratung von tabakrauchenden Patienten in der zahnärztlichen Praxis"

Fragebogen für Zahnärztinnen und Zahnärzte

Sehr geehrte Zahnärztin, sehr geehrter Zahnarzt,

wir möchten Sie bitten, die nachfolgenden Fragen offen zu beantworten. Selbstverständlich werden Ihre Angaben nur im Rahmen der Studie verwendet.

Bitte geben Sie zunächst das heutige Datum an: _____

1. Geschlecht: ☐₁ männlich   ☐₂ weiblich

2. In welchem Jahr wurden Sie geboren?   19____

3. Seit wie vielen Jahren sind Sie approbiert?

    seit _____ Jahren

4. Seit wie vielen Jahren sind Sie als Zahnarzt niedergelassen tätig?

    seit _____ Jahren

5. Führen Sie weitere Zusatztitel einer Fachgesellschaft?

    ☐₁ ja   ☐₂ nein   Wenn ja, welche? _____
    _____

6. **Wie viele Patienten sehen Sie pro Quartal in Ihrer Praxis?**
   (bei Gemeinschaftspraxen bitte Patientenanzahl für alle Ärzte insgesamt angeben, bei Praxengemeinschaften bitte ungefähre Patientenanzahl für Sie selbst angeben)

   _____ Patienten / Quartal

7. **Haben sie schon einmal an einer Weiterbildung zum Thema Raucherberatung/Raucherentwöhnung teilgenommen?**

☐$_1$	☐$_2$	☐$_3$
Ja, innerhalb der letzten 2 Jahre	Ja, vor mehr als 2 Jahren	Nein, noch nie

8. **Wird in Ihrer Praxis bei Patienten, die sich zum ersten Mal vorstellen, der Rauchstatus erfragt?**

☐$_1$	☐$_2$	☐$_3$
Ja, bei jeder Erstvorstellung	Ja, gelegentlich	Nein, nie

   <u>Wenn ja:</u>
   Durch wen bzw. wie erfolgt dies üblicherweise?
   Mehrfachantworten sind möglich!
   ☐ Das mache ich im persönlichen Gespräch.
   ☐ Das macht ein/e andere/r Zahnarzt/ärztin im persönlichen Gespräch.
   ☐ Das machen die Praxismitarbeiterinnen im persönlichen Gespräch.
   ☐ Das erfolgt in unserer Praxis durch einen Fragebogen.

   Wird der Rauchstatus in der Patientenakte dokumentiert?
   ☐$_1$ ja   ☐$_2$ nein

   Wird die Anzahl täglich gerauchter Zigaretten dokumentiert?
   ☐$_1$ ja   ☐$_2$ nein

9. **Wie häufig bieten Sie Patienten, von denen bekannt wird, dass sie rauchen, eine Beratung zum Rauchen an?**

☐$_1$	☐$_2$	☐$_3$	☐$_4$	☐$_5$
nie	selten	gelegentlich	oft	immer

Im Folgenden möchten wir Ihre Sichtweise zu <u>Kurz</u>beratungen zum Rauchen in der zahnmedizinischen Praxis erfragen. Gemeint sind damit Beratungen, die nicht länger als 5-10 Minuten dauern.

10. Welche Voraussetzungen müssten erfüllt sein, damit Sie allen Rauchern mindestens 1mal im Jahr eine Kurzberatung zum Rauchen anbieten?

    Nennen Sie bitte drei für Sie persönlich wichtige Aspekte:

    1. _____

    2. _____

    3. _____

11. Für wie wichtig halten Sie es, allen rauchenden Patienten der zahnärztlichen Praxis mindestens 1mal im Jahr eine Kurzberatung zum Rauchen anzubieten?

$\square_1$	$\square_2$	$\square_3$	$\square_4$	$\square_5$
überhaupt nicht wichtig				sehr wichtig

12. Für wie wirksam halten Sie Kurzberatungen für rauchende Patienten in der Zahnarztpraxis?

$\square_1$	$\square_2$	$\square_3$	$\square_4$	$\square_5$
überhaupt nicht wirksam				sehr wirksam

13. Vorausgesetzt, Sie erhalten eine Weiterbildung zur Durchführung von Kurzberatungen zum Rauchen: Wie zuversichtlich sind Sie, dass es für Sie im Praxisalltag machbar ist, allen rauchenden Patienten mindestens 1mal im Jahr eine Kurzberatung anzubieten?

$\square_1$	$\square_2$	$\square_3$	$\square_4$	$\square_5$
überhaupt nicht zuversichtlich				sehr zuversichtlich

14. Sind Sie selbst zurzeit Raucher?
    - ☐₁ Ja, ich rauche täglich.
    - ☐₂ Ja, ich rauche gelegentlich.
    - ☐₃ Nein, ich rauche nicht.

    ↳ *Wenn nein:*
    Waren Sie jemals Raucher?
    - ☐₁ Ja, ich habe früher regelmäßig/täglich geraucht.
    - ☐₂ Nein. → *Bitte nur noch Frage 16 beantworten.*

15. Wie viele Zigaretten rauch(t)en Sie üblicherweise an einem Tag, an dem Sie rauch(t)en?

    _____ Zigaretten

16. Haben Sie in Ihrem Leben schon mehr als 100 Zigaretten (oder eine vergleichbare Menge Tabak) geraucht?

    ☐₁ ja   ☐₂ nein

17. Welche der folgenden Aussagen trifft am besten auf Sie zu?
    - ☐₁ Ich habe nicht vor, mit dem Rauchen aufzuhören.
    - ☐₂ Ich habe ernsthaft vor, in den nächsten 6 Monaten mit dem Rauchen aufzuhören.
    - ☐₃ Ich plane, in den nächsten 4 Wochen mit dem Rauchen aufzuhören.
    - ☐₄ Ich rauche seit weniger als 6 Monaten nicht mehr.
    - ☐₅ Ich rauche seit mehr als 6 Monaten nicht mehr.

NUR WENN SIE RAUCHER SIND:

18. Wie oft haben Sie in den letzten 12 Monaten ernsthaft versucht, mit dem Rauchen aufzuhören?

    Ein ernsthafter Versuch bedeutet, dass es Ihnen gelungen ist, für mind. 24 Stunden bewusst nicht zu rauchen! Falls Sie keinen Versuch gemacht haben, tragen Sie bitte eine 0 ein!)

    ca. _____ mal

Wir bedanken uns bei Ihnen für Ihre Unterstützung!

10 DANKSAGUNG

Für die Betreuung und Umsetzung dieser Arbeit möchte ich mich bei Prof. Dr. Ulrich John vom Institut für Epidemiologie und Sozialmedizin der Ernst-Moritz-Arndt-Universität Greifswald bedanken.

Weiterhin möchte ich mich bei Dr. Christian Meyer bedanken. Er war während des ganzen Projektes immer für ein Wort zu haben, unterstützte die Arbeit mit vielen Ideen, konstruktiver Kritik und half mir, den richtigen Weg einzuschlagen. Vor allem in den wichtigen letzten Monaten der Vollendung der Arbeit hat er sich Zeit für mich genommen.

Mein wichtigster Dank gilt natürlich meiner Familie – meinen Eltern Dr. Jürgen Haut und Edeltraud Haut sowie meiner Schwester Maximiliane Haut. Meine Eltern haben es mir überhaupt erst ermöglicht, dieses Studium zu absolvieren und zusätzlich nebenbei zu promovieren. Habt vielen Dank für Euer Vertrauen.

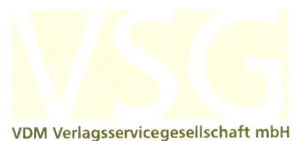

Die VDM Verlagsservicegesellschaft sucht für wissenschaftliche Verlage abgeschlossene und herausragende

Dissertationen, Habilitationen, Diplomarbeiten, Master Theses, Magisterarbeiten usw.

für die kostenlose Publikation als Fachbuch.

Sie verfügen über eine Arbeit, die hohen inhaltlichen und formalen Ansprüchen genügt, und haben Interesse an einer honorarvergüteten Publikation?

Dann senden Sie bitte erste Informationen über sich und Ihre Arbeit per Email an *info@vdm-vsg.de*.

Sie erhalten kurzfristig unser Feedback!

VDM Verlagsservicegesellschaft mbH
Dudweiler Landstr. 99
D - 66123 Saarbrücken

Telefon +49 681 3720 174
Fax +49 681 3720 1749

www.vdm-vsg.de

Die VDM Verlagsservicegesellschaft mbH vertritt

 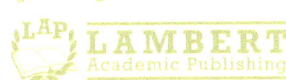 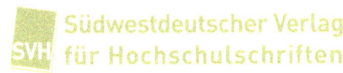

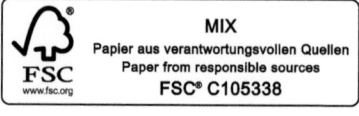

Printed by Books on Demand GmbH, Norderstedt / Germany